最新科学が証明！
人気精神科医が教える

メンタルを強くする最強の食事術

著
ウーマ・ナイドー
ハーバード大学認定栄養精神科医
医学博士・栄養生物学者・プロ調理師

訳
髙瀬みどり
小巻靖子

SB Creative

CALM YOUR MIND WITH FOOD
by
UMA NAIDOO

This edition published by arrangement with Little, Brown and Company,
New York, New York, USA through Tuttle-Mori Agency, Inc., Tokyo.

アパルトヘイトを乗り越え、自由を手にするには教育こそが大切だと、自らはその機会に恵まれないながらも娘のわたしにそう教えてくれた両親、わたしを誰よりも応援してくれた、誰よりも勇敢な夫に、この本を捧げます。

Contents

第1部 メンタルと食 何が問題か？

第1章 いま世界中で蔓延する不安

第2章 腹を探る

第3章 不安への免疫力

第4章 脳の炎症

第5章 不安と食欲ホルモン「レプチン」

第6章 代謝異常の危険性

第2部 いったい何を食べればいいのか？——解決策

第7章 主要栄養素のとり方

第8章 微量栄養素のとり方

第9章 バイオアクティブ（生理活性物質）とハーブ

第10章 不安・うつに効く食材を買う

第3部 メンタルにいい食事・献立

第11章 心を落ち着かせるための6つの柱

第12章 不安と闘うための食事計画を立てる

第13章 心が落ち着くキッチンをつくる

付章 メンタルを強くする最強レシピ

第1部

メンタルと食
何が問題か？

第1章 いま世界中で蔓延する不安

この本の執筆中に、ロンドンで開催されるIntegrative and Personalised Medicine（統合および個別化医療）学会の第1回目にて講演を行ってほしいという依頼がありました。

学会の主催者陣にわたしの研究に興味をもってもらえたのは喜ばしいことでした。確かに大勢の専門家たちの前で話すのは緊張します――ここ数年はビデオチャットばかりだったので、目の前で話すのはなおさらです――が、似たような状況は何度も経験してきたので、落ち着いて堂々とこなせるだろうと思いました。

ところが、講演依頼に続いて書かれたメールの内容に、わたしは危うく気を失いかけました。なんと英国王室がわたしの研究に関心をもっているというのです。わたしは、ほかの3名のアメリカの博士とともに、皇太子殿下（現イギリス国王）に拝謁《はいえつ》し、自分たちのとり組みについて話をする機会を賜《たまわ》ったのでした。まさか、と思いました。チャールズ皇太子殿下にお目にかかるなんて、いったいなにがどうなって、そんなことになったのだろうかと。

不安が、消火栓から水が噴き出るかのごとくあふれ出し、わたしの心を埋め尽くしました。手のひらは汗をかき、さまざまな思考が頭のなかを駆け巡り、心臓がバクバクと鼓動を打ちました。何年も捨て去ろうと苦戦してきたインポスター症候群（仕事で成功し評価されているにもかかわらず、自分自身を過小評価しネガティブにとらえてしまいがちな症状）が、鎌首をもたげます——皇太子にはわたしの弱気な思考を見抜かれるに違いない、わたしのキャリアは終わってしまう！　わたしの頭は不安に押しつぶされ、胸躍る瞬間をまったく異なる感情に書き換えてしまったのです。

幸い、感情のコントロールには成功しました。不安のせいで失敗するわけにはいきません。心を落ち着かせ、状況を完全に受け入れられるまで少し時間は必要でしたが、メールに返信し、丁重に承諾を伝えるころには平静をとり戻し、わくわくする余裕が生まれました。

ロンドン入りし、皇太子との会合が近づくと、その浮かれた気もちを恐怖心と不安から切り離すべく努力しました。当日の朝は早起きして、冷たい水を飲んで夜の間に失った水分をしっかりと補充しました。その冷たさが、いつも脳と体の鎮静を助けてくれます。

朝食にも気を使い、鎮静作用のあるものを食べました。ターメリックと黒コショウで味つけされたスクランブル豆腐、サイドにマッシュルームとホウレンソウ。髪が思い通りに決まらないと気分が落ち込みますが、この日は電気カールブラシがショートしても、平静を保つことができました。わたしは服を用意し、カーテシー（伝統的な西洋文化的あいさつ法）を練習しつつ、思考がぐるぐると無意味にめぐらないように、呼吸法を行い、いま目の前で起こっていることに集中しました。

会合がどう運んだかは、おそらくご想像の通りです。チャールズ皇太子殿下も同席したほかの博士たちもみなとても素敵な方々で、この本のテーマでもある、体全体にアプローチするメンタルケアについて、有意義な意見交換を行えました。わたしのキャリアは終わるどころか、チャリティ団体カレッジ・オブ・メディスンのアメリカ大使として、フード・フォー・ムード運動（Food for Mood Campaign：心のための食事運動）を率いる大役を任されるまでになったのです。

わたしはイギリスから帰国する飛行機のなかで、人生の大きな転換点となる出来事が、不安症のせいで危うく台無しになるところだったのを思い出していました。

不安な気もちを軽んじて、もっと強くなれ、もしくは忘れろ、と自分に言い聞かせるのは簡単です。ですが、不安は思い過ごしでもなければ無害でもありません。わたしの場合は、さまざまな方法を組み合わせて対処できましたし、**脳の働きを理解しており、精神を安定させる食事で不安を軽減できた**のが幸いしました。

ですがわたしの患者にも、似たような悩みをもつ人たちはたくさんいます。人生や仕事などで具体的な壁にぶつかる人もいれば、ほんの些細なことにどうしようもなく不安になってしまい、混沌に突き落とされたように感じてしまう人もいるのです。

わたしは**食事という強力な治療法を通して、人々が自分の不安を理解して乗り越えられる**よう手伝ったり、メンタルケアに手を貸したりしたい――その機会が与えられたことを、今回の経験を経てあらためて光栄に思います。

世界中で不安が蔓延しているのはなぜ？

アメリカ精神医学会はじつにさまざまな世論調査を行っており、最近では「心の健康の月次世論調査（Healthy Minds Monthly）」というものが毎月行われています。これは、アメリカ人の平均的な心の健康状態が見える、すばらしいとり組みです。

過去数年分のアンケート結果を見ると、古今東西変わらない悩みから現代ならではの悩み――ＳＮＳの影響や、子どもの健康と安全、職場のストレス、経済的な問題など――まで、いろいろなストレスを抱えている人たちが、近年は増加傾向にあるのが目につきます。

２０２０年3月には、新型コロナウイルスの流行により、48パーセントのアメリカ人が感染への不安を露《あらわ》にし、それ以上に多くの人々が、自分の大切な人が感染しないか、収入に影響が出ないか、経済に打撃を与えないかという不安を感じていました。

ウイルス関連の不安が引いたら引いたで、今度は元の職場に戻れるかという不安や、ウクライナでの戦争、気候変動、インフレ、銃乱射事件への恐怖など、すぐさま別の不安に塗り替えられました。２０２２年10月の調査では79パーセントの大人が、アメリカにおける心の健康状態が緊急事態に陥っていると述べています。

アメリカ精神医学会の発見は、わたしたちが未曽有《みぞう》の不安の大流行に直面していることを示す証拠の、ほんの一部にすぎません。**不安症は世界でもっとも多く診断されている精神症状であり、信憑性の高い疫学調査では、33・7パーセント近くの人が、人生に1度は不安症を経験すると予想**しています。

ほかにも、毎年推定４０００万人のアメリカ人、もしくは人口の18・1パーセントが不安症に悩まされているという調査結果も存在します。また、男性よりも女性のほうが、不安症の患者が多い傾向にあると判明しています。医療へのアクセスのしやすさにばらつきがあることで、有色人種のコミュニティではとくに、不安症の治療を受けにくいという懸念があります。

とくに問題となっているのは、不安症の若者が爆発的に増えている事実です。２０１６〜２０２０年までの間に、不安症と診断された3歳から17歳までの子どもの数は、29パーセントポイントも増加しています。不安症に悩む人々はすべての社会グループに大勢おり、それを受けて２０２２年9月に、米国予防医療専門委員会は65歳未満のすべての大人に、不安症の検診を受けるよう推奨しました。

この本を読んでいるということは、あなたもまた不安にさいなまれているか、もしくは大切な人がそれに苦しめられるのを見た経験があるのではないでしょうか。いろいろな思考が駆け巡り、手のひらに汗をかき、朝起き上がって１日をはじめるのが困難なほど、気分が悪くなるときがあるというのを知っているのだろうと思います。

不安症の日常的な症状は深刻です——しかし、それだけではありません。不安症は、心臓病、糖尿病、自己免疫疾患、アルツハイマー病にかかるリスクを上げるのです。わたしが以前がんを患っていたときの経験から言っても、不安はまるで、マサチューセッツの高速道路を猛スピードで走る6トントラックに吹き飛ばされたかのような衝撃をともない、重い病からの体の回復を複雑にするのです。

何より陰湿なことに、不安はたいてい、それ自身を糧《かて》に膨らんでいきます。わたしの患者たちのケースでも、１つのストレス要因が相乗的に別のストレス要因を増幅させ、負の連鎖となって、いくつもの不安が結びついて肥大化するのをよく見ます。

わたし自身も、同じ現象に悩まされたことがあります。しかしパソコンから一歩離れて深呼吸をし、マインドフルネス（判断をせず、いまこの瞬間に意識を向けること）を意識すれば、世界的な不安の蔓延という巨大な壁を前にしても、絶望している場合ではないと気をとり直せます。

世界中で不安に苦しんでいる人々が大勢いると思うと途方に暮れますが、人間の脳の複雑な働きや、メンタルの健康維持には体全体のサポートが必要だということが、だんだんと解明されてきており、精神科医として励まされます。栄養精神医学者としても、**メンタルの健康改善と食事が切っても切れない関係にあると証明**されて、非常に喜ばしいです。

さらにわたしは料理人でもあるので、世の人々が独創性とセンスを駆使し、健康的な食材を使って栄養満点でおいしい、不安を消し飛ばす家庭料理をつくれるようになる日が来るのを楽しみにしています。

不安症がただの精神状態ではなく、体全体にアプローチして治療すべき複雑な病だということについて、理解が大きく進んでいます。この本では、不安がどのように脳や内臓、免疫システム、代謝などに根差しているか、最新の研究を見ていきます。冷静かつ明晰な思考でいるためには、これらがすべて正常に機能しなければなりません。

不安とは何か？
——感情を研究する感情科学

人間の感情は複雑です。どれほど落ち着きのある人でも、高揚したり、落ち込んだり、感情の波に揺られるものです。ときには矢継ぎ早に感情が浮き沈みすることもあります。イギリス皇太子に会えるとなったら、普通は誇りと自信になるはずですが、わたしの場合、不安が渦巻き、後ろ向きな思考に陥りました。いったいなぜでしょうか。

感情を研究する学問は感情科学と呼ばれ、いまもっとも熱く画期的な精神医学分野の1つです。さまざまな感情が引き起こされたとき、脳内では何が起こっているのか、従来の学説が疑問視され、新しい説が次々と発表されています。

メンタルヘルスについて多くの事実が解明されつつありますが、それでもいまだに、いったい何が不安の感情を引き起こすのか、正確なところはわかっていません。ですが、いくつもの要因が関係していることはわかっています。生物心理社会モデル

（精神疾患の要因を生物学、心理学、社会的に示す図）で不安の要因を分析すると、以下の要因があると考えられます。

・生物学的な要因：遺伝子、神経化学（神経伝達物質のバランスの乱れなど）、健康状態、慢性疾患、栄養
・心理学的な要因：性格特性、不安感受性、トラウマ歴
・社会的な要因：孤独、睡眠の質、運動、薬物乱用

人によって、このうちどの要因がより強く影響するかは変わってきます。同じストレス要因に対する反応も人それぞれです。ある人にとっては極度の不安を引き起こすシチュエーションも、ほかの人にとっては日常の些細な出来事にすぎないかもしれません。また、ある人にとって効果的だった不安の緩和法が、ほかの人にも同様に効くとは限りません。人間の脳は、まったく不可解で謎めいたパズルのようです。

不安の具体的要因がなんであれ、それは体内で、特定の無意識的な生理学的プロセスを引き起こします。不安に対する体の反応を理解するには、まず不安の兄弟といえ

る恐怖について知っておくといいでしょう。

恐怖とは、現実の危険の存在によって引き起こされる、原始的で本能的な感情です。五感で危険を感知すると、扁桃体《へんとうたい》と呼ばれる脳内の小さな部位が活性化し、近くにある視床下部に警戒を伝えます。視床下部は、脳下垂体や副腎と密接につながっており、このつながりを視床下部‐下垂体‐副腎軸（ＨＰＡ軸）といいます。ＨＰＡ軸はアドレナリンやコルチゾールといったホルモンを分泌し、自律神経系（ＡＮＳ）と連動して闘争・逃走反応、いわゆる「闘うか、逃げるか」の反応を引き起こします。

この恐怖反応が連鎖すると、脅威に対応するために感覚が鋭敏になるのです。たとえば、運転中に6トントラックが、いきなり自分の車線に無理に入ろうとしてきたら、ＨＰＡ軸と自律神経系がすぐさま作動するでしょう。心拍数が上がり、瞳孔と血管が広がり、呼吸が荒くなり、細胞に供給されるエネルギーが増加します。こうして能力を高められた状態では、脳と体の反応速度が上がり、素早く横に避けて致命的な事故を回避できます。

危険な世界で生き残るためには、恐怖反応が役立つのは言うまでもありません。わたしたちの脳神経回路に組み込まれているのも納得です。人類の祖先が恐怖を感じにくい性質であったなら、自然淘汰によって人類の遺伝子は絶えていたかもしれませんから。そもそも、恐怖反応を示すのは人間だけではありません。威勢のいい犬から逃げるリスを見かけるたびに、動物にも似たような感情があると確認できます。

生理学的反応には、ストレス反応と呼ばれる大きなカテゴリーがあり、恐怖はそのなかの1つです。普通、ストレスと聞くと、家族や仕事、学校、収入などをはじめとした日々の悩みによる、心理的もしくは感情的な負荷を思い浮かべるのではないでしょうか。しかし医学用語としてのストレスは、より包括的な意味をもちます。

ある研究は、ストレスを「生物学的反応を呼び起こす、内発的もしくは外発的刺激」と説明しています。その定義通りに考えるなら、急に幅寄せしてきたトラックもストレス要因であり、仕事でプレゼンをしなければならないときの不安な気もちもまた、ストレス要因です。

トラックとプレゼンでは脅威の度合いがまったく異なりますが、どちらも扁桃体に着火し、HPA軸と自律神経系を介して大量のストレス反応を引き起こすという、基本的反応を引き出すという点では同じです。仕事で緊張するときも危険が迫っているときも、パニックになったり、過剰にびくびくしたり、発汗したり、心拍数が上昇したりといった、似たような症状が出るのはそのためです。ストレス反応の度合いはシチュエーションによって違うかもしれませんが、そこに至るまでの基本経路は同じなのです。

ストレスと不安は関連していますが、両者には決定的な違いがあります。ストレス反応は、体が反応する能動的刺激によって引き起こされます。ストレス要因がとり除かれるとストレス反応も消え、体が通常の機能に戻るのが理想です。

ところが、**不安は未来に対する懸念で、いまはまだ形になっていない脅威の可能性に対する反応**です。人間の脳はつねに自身の幸福を熱心に追い求め、トラブルの可能性には警戒を続けるようになっています。行きすぎなければ、それ自体はいいことです。自然防衛システムの重要な仕組みの1つであり、そのおかげで脅威を予見し、危険から身を守れるのですから。

しかし脳はたびたび、存在しない脅威を想像ででっち上げたり、些細なリスクを必要以上に深刻にとらえたりして、私たちが直面する危険を非論理的に解釈してしまうことがあります。交通事故や、新型コロナウイルスのような命の危険のある病気にかかってしまうのではないかという不安もありますが、仕事や家庭、人づき合いなどについての不安も、同じくらい大きな打撃を与えるのです。

チャールズ皇太子との会合はもちろん、危険性は一切ないとわかっていましたが、それでもなぜか、そのすばらしいチャンスがわたしのキャリアを台無しにするのではないかという不条理な考えとともに、不安がわたしを襲いました。

不安がどこからやってくるのかはさておき、この感情のせいで、脳は不必要なストレス反応パターンに囚われてしまいます。**不安は心と体の貴重なリソースをわが物顔に消耗し、集中力の低下、駆け巡る思考、混乱、心拍数の上昇、眩暈《めまい》、胃のむかつきといった、認知的および身体的症状を引き起こします。**本来なら、一瞬の生死を分けるような場面で役立つはずの思考回路と生理的反応が、わたしたちの脳と体に不必要な負荷をかけ、健全な精神機能を損なってしまうのです。

しかも、不安症は治療が非常に難しいため、長いこと――何か月、何年、あるいは一生、苦しみつづける人が大勢います。不安によって引き起こされたストレス反応が、常日頃から発動している状態で生活を続けると、免疫系の弱体化、慢性炎症、2型糖尿病のような代謝異常のリスク増加など、深刻な疾患を引き起こしたり、病状を悪化させたりする可能性があります。

感情は脳内で構築される
――構成主義的情動理論

現代の感情科学は、恐怖や不安などの感情の基礎を理解するための、新たな道を切り開きました。たとえば、わたしが尊敬してやまない神経科学者のリサ・フェルドマン・バレット氏は、「感情は数千年の進化の歴史によって、われわれの脳に組み込まれたものだ」という説に異議を唱えています。

彼女は感情に対して生じる表情や、生理的反応、神経的反応についてあらゆる研究を行ったうえで、「**構成主義的情動理論**」と呼ばれる新しい学派を確立しました。この理論は、「**感情は脳内で構築される**」としています。

人間の脳は、これまでの経験に基づいて、わたしたちをとり巻く世界についてつねに予測を組み立てているというのです。恐怖は、脅威に対する生まれつきの、普遍的な反応ではないと、彼女は主張します。恐怖とは、本質的に言えば学習された行動であり、脳が世界を理解して文脈に当てはめる方法を探しつづけたゆえの産物なのだと。

構成主義的情動理論は感情科学におけるパラダイムシフトであり、わたしたちの人間に対する理解に、広範囲で大きな影響を与えています。しかしいまここで何より重要なのは、不安の根本にあるものが説明されるという点です。バレット氏は不安について、脳が差し迫った脅威を予見した際の原始的な反応ではなく、**脳が過去の経験から導き出す予測反応**だと述べています。不安を呼び起こす状況でパニックに陥るのは、わたしたちの脳が、パニックになる備えをしているからなのです。

チャールズ皇太子と話すことになったとき、わたしの脳は権力者に会うという状況に対して、論理的に考えて脅威などないにもかかわらず、あっという間に、すべてが悪い方向に進むだろうという不安に飛びついてしまいました。

それでは、不安になるよう備えるのをやめ、代わりに楽しい気もちや幸福感に備えるようにしたらどうでしょう？　バレット氏の理論には、まさにその余地がありま す。**ネガティブな感情の代わりにポジティブな感情を構築するよう脳を再教育するの**です。

これまで生きてきてずっと不安に苦しんできた人なら、ただの理想論に聞こえるでしょう。でもじつは、**不安は、脳が作動する際の数ある設定の1つにすぎません。そ**

して考え方を変えれば、この設定は変えることができるのです。

リフレーミング（思い込みを別の視点から見て、物事に対する枠組みをつくり直す思考法）や気分転換、アクセプタンス（ネガティブな思考や感情を排除しようとせず、ありのままを受け入れること）、マインドフルネスなどはすべて、不安をやわらげるとされています。うまくいけば、脳の予測反応を「不安」から「楽しみ」や「いま」に変えられる可能性もあります。

注目を集めたTEDトーク（各分野の専門家や著名人などによるスピーチを公開したもの）で、バレット氏は言いました——感情に翻弄される必要はないと。彼女の研究は、不安と闘う精神的戦略を目的とし、わたしの研究は、食べものを通じて心を落ち着かせることを目的としているという違いはありますが、**人は自分で思うより、意外と自身をコントロールできる**という点においては、２人とも同意見です。

バレット氏の理論が、将来的に不安症の治療戦略に役立つかもしれないと思うと居ても立ってもいられませんが、いまはまだ、感情科学者たちが協力し合って詳細を解明し、それが意味するところを理解しようとしている最中です。ですからいまのところは、精神科医が不安症の診断と治療に用いてきた、すでに確立されている方法をいくつか見ていきましょう。

不安症の診断
――精神科・心療内科を受診することについて

不安症はもっとも多く診断されている精神疾患であるにもかかわらず、かなり過小診断（症状が見逃され、実際は報告数より多くの罹患者《りかんしゃ》がいること）されているように思います。その原因の一端は、いまだに多くの人がメンタルヘルスについて話したり、治療を受けたりしたがらないことにあります。わたしのところに不安について相談しにくる人を1人診るたび、同じような問題に苦しんでいながら、助けを求めない人が大勢いるのだろうと思います。

ですがここ数年のさまざまな逆境のなかで、不安症やそのほかのメンタルの問題について、よりオープンな対話を見かけるようになり、わたしは鼓舞された気分でした。芸能人やアスリート、そのほかの著名人たちが、自らのメンタルの問題について公表するようになり、不安症にまつわる頑固な偏見が崩れはじめています。

なぜ診察を受けたほうがいいの？

仕事や人づき合いの場で、いつも通り立ち振る舞う能力が、不安症のせいで損なわれたら、事は深刻だと気づくはずです。不安症のせいで友人や家族との関係に支障が出たり、仕事を失敗したり、あるいは単に、家を出て外の世界へ飛び出すことができなくなったりした人もいます。

1つ、自分自身に質問してください。もしあなたの不安がとり除かれたら、人づき合いも仕事ももっとうまくいくと思いますか？　もし答えがイエスなら、不安の対処方法を見つけるのは、あなたにとってとても重要なことです。

不安な気もちをとるに足らないと軽んじて、「もっと強くなれ」「さっさと乗り越えろ」と自分自身に言い聞かせるのは簡単です。あなたの問題を理解していない人たちや、自分のメンタルを大事にしていない人たちも、そんな言葉をかけてくるでしょう。

ですが、長い目で見れば、メンタルヘルスの専門家に助けを求めるのは確実にあなたのためになりますし、あなたの人生を救うことにもなるかもしれません。不安症が深刻化すれば、自分を大事にできなくなり、自殺願望や、ときには殺人願望にまでつながりかねないのです。たいていの人はそこまで極端な状態にはなりませんが、緊急事態になる前に治療を開始するに越したことはありません。

専門家に相談する準備が整っていない場合は、あなたの不安な気もちをかかりつけ医に伝えてみてください。きっと治療を受けるための選択肢を提示してくれたり、不安の原因となっている可能性のある病状を検査してくれるでしょう。

たとえ助けを求めたとしても、不安症と診断されるのは容易ではありません。アメリカ精神医学会の『精神疾患の診断・統計マニュアル』（ＤＳＭ-５-ＴＲ）最新版は、不安症をいくつかの障害に分類しています。それには全般性不安障害（ＧＡＤ）、分離不安症、パニック障害、特定の恐怖症などが含まれ、それぞれに特有の症状が羅列されており、精神科医はそれらを参照して数値的に診断を下せるようになっています。

しかしながら、わたしを含め多くの医師たちが、ＤＳＭを用いた診断方法は不十分で、人間の複雑な精神に見合うだけの柔軟性に欠けていると感じています。これらの具体的な障害は、臨床医療や研究で役に立ちます。たとえば、研究の参加者がＤＳＭの定める条件をもとに診断されるケースは多数あります。しかし、現代社会において不安症が引き起こすさまざまな症状をとらえるには、力不足だと言わざるを得ません。

つまり、教科書通りの症状が出ないからといって、不安症でないとは限らないのです。あなたの症状が、DSMのどのカテゴリーにも当てはまらなくとも、不安症があなたの生産性と幸福にとって深刻な脅威となる可能性は大いにあります。新型コロナウイルスとそれに付随したロックダウンによって、たとえ不安症の正式な条件に当てはまらなくとも、苦しんでいる人が大勢いる事実が浮き彫りになり、心の健康の重要性に注目が集まりました。

たとえば不眠（わたしもパンデミックの初期に不眠に悩まされました）や吐き気、頭痛に加え、心配事が頭から離れなかったり、単にやる気が出なかったりするのも、不安症の症状の可能性があります。就寝前のワインやアイスクリームの量をいつもより増やすことで、なんとかしようとする人もいますが、それよりも健康的な解決方法を選ぶ人も大勢います。

わたしが患者や知り合いにアドバイスするとしたら、不安症の正式な分類や診断法に頼りすぎないようおすすめします。わたしは精神科医として、研究や臨床治療にとり組むメンタルヘルスの専門家に、最大限の敬意をもっています。ですがわたしは現実主義者《リアリスト》なので、不安症に悩むすべての人の症状が、DSMの制約にぴたりと当てはまるはずはないと理解しています。

特殊な症状の経歴をもっていたり、あるいは単に、費用、時間、場所の問題で専門的な診察を受けられないケースもあるのです。しかしだからといって、不安の解消方法を追い求めるのを諦めないでください。この本では、健康的でリスクもない、栄養学的戦略をお伝えします。

うつ病と不安症の違いとは？
――うつ病と不安症は重複する

うつ病と不安症はよくいっしょにとり上げられますが、それにはちゃんとした理由があります。うつ病は2番目に多く診断されている精神疾患であり、多くの患者が、うつ病と不安症を同時に、もしくは別々のタイミングで発症した経験があります。実際、85パーセントにも上るうつ病患者が重度の不安症も発症しており、90パーセントも不安症患者がうつ病も経験するというデータがあります。

わたしはこれまでの臨床経験から、うつ病と不安症のどちらのほうが患者にとって深刻な問題なのかだいたいは見分けられますが、症状が偏っているからといって、もう一方の症状がまったく発現しないわけではありません。人間の脳は複雑で予測不可能なため、わたしたちが思うほど、両者の境界は明確ではないのです。

たいていの場合、うつ病と不安症を完全に区別する必要はありません。どちらも、治療法の多くが同じだからです。この本では、不安症に関する研究を中心にとり上げていますが、両者が密接に絡み合っていることは無視できないため、ときには、不安症とうつ病両方の病状に触れる研究や、主にうつ病に焦点を当てた研究のなかで、とくに興味深いものをいくつか紹介するつもりです。

うつ病をメインではとり上げないものの、もしあなたがこれまでにうつ病を経験したことがあるなら、不安症を併発したか否かにかかわらず、この本でおすすめする不安対処法の多くが、きっと役に立つはずです。自分の症状がどちらに当てはまるのかわからない人も、ここで紹介する対処法を実践すれば、両方に同時に効く可能性が高いので安心してください。

だからこそ、食べものはメンタルフィットネス（日常的に行うメンタルトレーニング）の手段として、非常に強力かつ柔軟なツールなのです。本書で紹介する健康的な食事法なら、どんな苦悩を抱えていても、あらゆる形で心身の健康を改善に導いてくれます。自分を救う力は、あなたのすぐ手元――フォークの先にあるのです。

不安症の治療法
――薬・趣味・生きがい

不安症の治療法は多岐にわたり、どれが合うかは人によります。現代において「治療」と聞くと、薬による治療を思い浮かべる人が多いのではないでしょうか。たしかに薬は重要なツールの1つです。

脳内の化学物質のバランスを整え、特定の神経伝達物質の濃度を上げるような薬――たとえば、**気分を調節する神経伝達物質セロトニンの濃度を上げる、選択的セロトニン再とり込み阻害薬**（SSRI）など――は、長期的な不安に対して処方されることが多く、ベンゾジアゼピン系の鎮静剤は、急性の不安の発作への対処に役立ちます。

抗不安薬の処方件数はいま、記録的に伸びています。新型コロナウイルスのパンデミックがはじまったころ、ジェイゾロフト（ＳＳＲＩの一種で一般名はセルトラリン）の処方件数は、２０２０年2～3月の間に20パーセントポイント以上増加し、最終的には世界的に薬が足りない事態にまでなりました。

しかし、薬は効果的ではあるものの、すべての人に効く特効薬は存在せず、効果を感じられない人もいます。しかも、薬には副作用や依存性といった問題がつきまといます。薬はパズルの重要なピースの1つにはなりえますが、不安症をすっかり治せるような魔法の薬があると期待してはいけませんし、専門家または精神科医の指導のもとでのみ服用すべきです。

心理療法もまた、不安症に苦しむ多くの人が症状の緩和を実感できる治療法です。一般的な治療法の1つに、**不安につながる思考パターンや思い込みを変えることを目的とした、認知行動療法**というものがあります。認知行動療法は長年、不安症患者に対して実践されてきた治療戦略ですが、効果のほどは研究によってばらつきがあるようです。

心理療法には抗不安薬のような副作用はありませんが、費用が高額になりやすいため手の届かない人が多く、時間もかかるため忙しい人には選びにくい選択肢です。たとえセラピーによる治療に踏み切ったとしても、患者数の増加によるセラピスト不足のせいで、適当なセラピストを見つけるのが難しい場合もあります。

大都市でも患者を受けつけている医師を探すのは一苦労ですが、地方にはそもそも精神科医がいないことも多いでしょう。アメリカで精神科医のいないカウンティ（郡）は半数以上に及び、それらの地域の人が診察を受けようと思うと、長い距離を移動し、長時間待つ必要があります。精神科の研修医や、精神医療従事者になることに価値を見出《みいだ》す若者は増加傾向にあるので、未来は明るいかもしれません。ですが、いますぐにケアが必要な人にとっては意味のない話です。

新型コロナウイルスのパンデミックのさなか、わたしにとってもほかのメンタルヘルスの専門家にとっても、ケアを提供するための手段として、遠隔医療が必須になりました。その後、再び対面診療が可能になったいまでも、メンタルケアをより多くの人に届けるための手段として、遠隔医療は広く提供されつづけています。

わたしはできれば患者を直接診察したいと思っていますが、最近の研究では、対面診療と遠隔診療で、結果に大きな違いはないとされています。ですから、オンラインで診察をする医師を見つけたほうがいい人もいるでしょう。

これらの正式な治療法以外にも、不安を軽減する方法はたくさんあります。

わたしががんの診断を受けたときは、ただ外を散歩し、呼吸に意識を向けるだけでも気もちが落ち着きました。わたしは自分の思考を意識的にポジティブな方向にリフレーミングし、知れば不安のスパイラルに陥りそうなニュースやそのほかのあらゆる刺激を注意深く避けました。それに加えて行ったのが、不安軽減に役立つとされる超越瞑想です。また、祖父母が教えてくれたプラーナヤーマのヨガ――チャールズ皇太子と会う前にも役立った呼吸法――もあらためて実践しました。

患者のなかには、**運動が心を落ち着けるのに効果的だと断言する人もおり、実際、これは研究によって実証されています。さらには、つねに水分補給をしっかりするという単純な行動でも、効果があることがわかっています。**

新しい趣味や、情熱を注げるものを見つけると、不安がやわらぐ場合もあります。

ロンドンを訪れたときわたしは、不安症やそのほかのあらゆる精神疾患に人生を歪められつづけ、何年もベッドから起き上がれず投薬治療を受けていたという女性を紹介されました。彼女が回復できた理由はさまざまですが、なかでももっとも重要だったのは、病院の診察室に置いてあったパンフレットに載っていた無料の絵画教室に通い、芸術に出会ったことでした。

創作活動を通じて、心の深いところにある感情を表現する手段を得たおかげで、何年も自分を苦しめてきた不安から解放されたのです。いまの彼女は不安に囚われない、健康で幸せな人生を送りながら、人々を助けるべく、メンタルヘルスの分野で精力的に活動しています。

世の中には、不安の手綱を握るためのアイデアを提案してくれる、多種多様な本やネット記事があふれています。なかでもわたしがおすすめする本は、スーザン・ジェファーズ博士の『とにかくやってみよう――不安や迷いが自信と行動に変わる思考法』(海と月社)(原題：FEEL THE FEAR ...AND DO IT ANYWAY)と、スリニバサン・S・ピレイ博士の『不安を希望に変える：ハーバード流7つのレッスン』(早川書房)(原題：Life Unlocked)の2冊です。アプリなら、瞑想による不安解消法を提供してくれるCalm(https://www.calm.com)(日本語版あり)とHeadspace(https://

www.headspace.com）（英語版のみ）がおすすめです。Ｒｅｕｌａｙ（https://www.reulay.com）（英語版のみ）はわたしが顧問を務めているサービスで、研究に基づいた不安解消法を提供しています。そして、ＣＩＲＣＡ（https://circa.world）（英語版のみ）は、脳の使い方に着目した解消法を提案するアプリです。

世界中の人々が不安の魔の手から逃れようと、さまざまな方法を試しているのは間違いありません。２０２２年1月のアメリカ精神医学会「心の健康の月次世論調査」では、アメリカ人の４人に１人が、新年早々メンタルケア関連の抱負を立てたと報告しています。それには、瞑想やＳＮＳデトックス、セラピストまたは精神科医の診察を受ける、日記をつけはじめる、メンタルケア系アプリの使用などが含まれました。

脳の働き方は一人ひとり異なります。わたしの診てきたケースでも、どの治療法が効くかは患者によってまちまちでした。

どれも、不安を解消し、自らの思考を健全な方向へ導くための重要な戦略ですが、不安を効果的かつ長期的にやわらげるには、まだまだ乗り越えるべき課題が残っています。医師による治療でも、報告される奏効率（治療の効果が表れる確率）は50～60パーセント、寛解率（症状が治まる確率）は25〜35パーセント程度です。

つまり、75パーセント近くの不安症患者が、治療を受けてもよくならないということです。このぞっとするような統計は、不安症がいかに強敵であるかの証明でもありますが、同時に、最近まで心と体の両方に働きかける治療法が考えられていなかったことの表れでもあります。その結果、心の健康改善にもっとも重要で手軽なツールである食事が、治療計画で考慮されないケースが多いのです。

希望の栄養精神医学 ——食生活が心の健康に影響を及ぼす

21世紀の健康志向の人々にとって、食事に注意を払うことは決して目新しいコンセプトではありません。不安の蔓延と並行して、世界は不健康な食生活からくる健康状態の悪化にも悩まされています。

**世界保健機関（WHO）によれば、6億5000万人の成人、3億4000万人の青少年、3900万人の子どもが肥満とされています。合計すると、なんと10億人以

上にも上ります。

アメリカでは肥満率が40パーセントを超え、しかも増加傾向にあります。また、それにともなって心臓病、脳卒中、２型糖尿病などの代謝異常をはじめとした、肥満に関連する疾患も増加しています。

食事に関する優先事項が、健康的な体重の維持なのか、コレステロールや血糖値の管理なのか、はたまた気候変動や工場農業の時代に即した、倫理的かつ持続可能な食事をしたいだけなのかは人それぞれですが、何を優先するにしても、世の中にはそれに適した食事プランやアドバイスが山ほどあります。

しかし、食べものと糖尿病や心臓病などの病気との関連性は昔からはっきりしているものの、一方で、**食生活と代謝の状態が心の健康にも影響するという重要な真実に、科学はやっと追いつきはじめた**ばかりです。

つい最近まで、わたしが研究している栄養学、料理法、精神医学の3つの分野は、奇妙な組み合わせのように思われていたかもしれません。しかし、ここ10年ほどの科学的研究によって、ほぼ同時に蔓延した心と体の不調が、互いにリンクしていることがわかってきました。

もっとあとで詳しく説明しますが、腸内毒素症、慢性炎症、代謝異常などの症状が、不安を引き起こす原因としてよく挙げられます。また反対に、これらの症状のほとんどについて言えるのが、不安が身体的な病状を引き起こしたり悪化させたりするということです。**食事が感情や気分にどのような影響を与えるかを研究する医学分野は、栄養精神医学と呼ばれます。**

この本の第1部では、**食事と不安症の関係についての最新研究**を詳しく見ていきます。その過程で、食事と不安症がつながっている理由や、受けたダメージを消す方法について、科学的根拠とともに探っていきましょう。ときどき難解に感じる部分もあるかもしれませんが、それは、ありとあらゆる体内のシステムが不安の要因になっており、過去数年にわたってその関連性を解明してきた研究成果が豊富にあるからです。

それに、科学的な根拠をしっかりと理解したうえで実践したほうが、抗不安食がさらにおいしくなること間違いなしです！

第2章では、腸と脳のつながりにまつわる基礎知識を習得しつつ、**腸内に生息する数兆個の細菌が、不安のコントロールにおける最重要要素の1つ**であることも学んでいきましょう。

第3章では、腸粘膜に免疫プロセスが集中していることから、**腸と心の健康の関係性が、結果的に免疫システムにも影響を及ぼす**という話をします。続いて第4章で、**不適切な食生活を続けると、体と脳に慢性的な炎症を引き起こし、不安症も悪化する**可能性があることを説明します。

第5章で説明するのはレプチンと呼ばれる化合物についてです。**レプチンは食欲を制御し、体が不安に対してどう反応するかにも影響を及ぼします**。そして第6章では、代謝と心の健康の関係性について学び、**不安症が、現代人の健康を脅《おびや》かすもっとも深刻な疾患である代謝障害の、副産物であると同時に原因でもある**という話をするつもりです。

食事が不安症に及ぼす影響についてしっかりと理解できたら、次は、体が不安を克服するために必要とする、正しいツールを得られる食習慣のつくり方を知りましょう。第2部では不安軽減に役立ついろいろな主要栄養素、微量栄養素、生理活性物質や植物活性物質について学び、**脳にいい食品を買う習慣を身につけつつ、不安になりやすい食品を避ける方法**も学びます。

そして第3部では、その知識を利用して、**不安と闘うための食品を使用した食事計**

画の立て方を考えます。最後は、プロの料理人としての修業と、医師として患者を診てきた経験に基づいて、レシピを考案したので紹介します。**忙しい日々の生活のなかでもとり入れやすい不安解消食のつくり方**を知りましょう。

食事と不安症の関係を探っていくうちに、わたしたちは、非常に刺激的な医学研究の最先端に触れることになるでしょう。ですが何よりも、食べもので心を落ち着かせるというのは、人間として生きるうえでもっとも基本的な力を活用するということだと、肝に銘じてください。

生きるためには食べなければならない。この単純な事実から逃げることはできません。ですから、何を体に入れるかは慎重に選んだほうがいいのです。心身を健康にしてくれる主要栄養素と微量栄養素がバランスよく含まれた、健康的なホールフードを中心に食生活を考えることをおすすめします。

それではまずは、脳と体のもっとも重要な相互作用、つまり脳と腸のつながりについて、基礎を学んでいきましょう。

第2章 腹を探る

紀元前4世紀、近代医学の父ヒポクラテスは、「**消化不良は諸悪の根源である**」、そして「**死は腸に宿る**」という先見の明のある言葉を遺しました。

17世紀のオランダの科学者アントニ・ファン・レーウェンフックは、自分でつくった一眼顕微鏡で、自身の体から採取したサンプルを検査し、はじめて微生物を観察した人です。この驚くべき発見について、本人は「わたしはいつも、その物質のなかにとても可愛らしい動きをする、非常に小さな生きものがたくさんいるのを不思議に思いながら見ていました」と言っています。

19世紀には、フランスの動物学者イリヤ・メチニコフが、発酵乳に含まれる細菌には「自家中毒」の予防効果があるという仮説を立てました。自家中毒とは、疲労から憂うつまで、幅広い症状を表した用語です。彼の仮説によると、ヨーグルトを食べれば老化を遅らせ、健康を促進できるそうで、当時は多くの人に支持された説でしたが、その後注目されなくなり、1世紀以上にわたって忘れ去られていました。

そして20世紀後半から今日に至るまで、現代医学研究はこれらの基礎的な考えをまとめ、微小な細菌が人間のような大きくて複雑な生物に与える驚異的な影響について、その全貌を解明しました。

消化管が体全体に大きな影響を及ぼすという、ヒポクラテスの主張は間違っていませんでした。しかし、**腸が人の考え方や感情の形成にまで深くかかわっている**とは、さすがのヒポクラテスも予想だにしなかったのではないでしょうか。

レーウェンフックの功績は、人間の体に住み着く細菌の脅威と有用性を理解するのに役立ちました。ヨーグルトに関するメチニコフの学説は、細菌の増殖を促す食品を食べると、腸の健康を改善できるという考えを確立し、現代のプロバイオティクス（人や動物の体の助けとなる微生物）の基礎をつくりました。

最後に、ノーベル賞受賞者のジョシュア・レーダーバーグは、体内に生息する多種多様な微生物を指す言葉として、2001年に「**マイクロバイオーム**」という用語をはじめて使いました。その後20年あまりの間に、**医学研究者たちは健康な脳が健康な腸からなり、健康な腸が健康なマイクロバイオームの育成からなることを証明**しました。それにより、栄養精神医学の礎《いしずえ》が築かれ、メンタルヘルスに関する新しい考え方が切り開かれました。

これらの考え方についてより理解を深めるために、腸と脳のさまざまなつながりを学んでから、マイクロバイオームの影響を詳しく見ていきましょう。

腸と脳の関係 ——脳は腸とつねにコミュニケーションをとっている

哲学者プラトンは、理性と感情を、人間を反対方向に引っ張る2頭の馬にたとえ、人間は理性的な「頭」と情熱的な「心」の綱引きによって物事を判断するという、有名な観念を残しました。この二分法は、その後トーマス・ジェファーソンのような啓蒙思想家によってさらに発展しています。彼は1786年に送ったラブレターに、彼の頭と心の間で交わされた会話を書き記しており、頭と心が喧嘩するというのは、現代でも馴染み深い概念です。

頭や心臓と並んで、思考や感情と関係のある部位がもう1つあります。そう、腸です。一般的に、腸はわたしたち人間としての存在の根源であり、わたしたちが知るすべてを結びつけるものでもあります。

度胸があり覚悟が決まることを「**腹が据わる**」と言い、直感を信じることを英語では「腸（gut）を信じる」と言います（日本語でも似たところで「**腑《ふ》に落ちる**」という表現があります）。また、嫌いな人の性根《しょうね》を「**腹黒**」や「**腸《はらわた》が腐っている**」と表現することもあります。腸が心の健康の支点であることは、最近になってようやく医学的に解明されましたが、そのずっと前から、わたしたちは明らかに、感情を発達させ表現するうえでの腸の重要性を本能的に理解していたのです。

もちろん、生理学的知識に磨きをかけて、事実をそのまま解釈すれば、これらの比喩表現に限界があるのはすぐにわかります。実際は脳が、冷たく計算高い合理的思考だけでなく、ありとあらゆる感情を処理することは、すでに判明している事実です。

心臓は血液を送り出すのに忙しく、解剖学的に感情や欲望を司っているとはいえません。また、腸には実際に決意を固めたり、ばらばらのピースをつなぎ合わせて真相を理解したりといった、特別な力は備わっていません。それでも、現代の研究によって、**腸は感情を制御するうえで極めて重要な役割を果たしており、腸の不調は、不安症などの精神的な苦悩につながる**と証明されています。

医師として診察してきた数年を振り返ると、メンタルケアにおける腸の重要性を患者に心の底から納得させるのは、なかなか骨が折れました。体内でかなり離れたところに位置する2つの臓器に、強いつながりがあるというのは直感的に理解しづらいでしょう。

また、食べものを栄養と老廃物に分ける汚れ仕事を任されている存在感の薄い腸が、まわりの世界の情報を処理する高尚な能力をもつ脳に、なんらかの影響を及ぼせることが、いまいち信じられないのでしょう。

わたしは、不潔な燃料精製所としての腸のイメージを払拭し、消化器系、免疫系、神経系がつつがなく機能するように多くの住人――善良な微生物たち――が忙しく働く、大都会のようなイメージを広めたいと思っています。

思い出してほしいのですが、**腸と脳はもともと1つの存在**でした。わたしたちはまず、卵子と精子の結合後、子宮もしくは試験管のなかで受精卵として生を受けます。その受精卵から何兆もの小さな細胞がつくられ、最大の臓器である皮膚から、最小の緻密で美しい脳内構造まで、体のありとあらゆるパーツが形づくられます。

脳と脊髄からなる中枢神経系は、神経堤細胞と呼ばれる特殊な細胞からつくられます。これらの細胞は、発達中の胎児の体全体に移動しますが、なかでもとくに腸になる部分に移動して、腸神経系と呼ばれる、消化管の働きを制御する神経ネットワークを形成します。**腸神経系には1億〜5億個のニューロンが含まれ、これは体内で最大の神経細胞の集まりです——そう、脳よりも大きいのです。**そのため、専門家のなかには腸を**「第二の脳」**と呼ぶ人もいます。

腸神経系は自律神経系の一部とされています。自律神経系はストレス反応において重要な役割を担っており、心拍、呼吸、瞳孔拡張など、不随意な身体反応を制御しています。腸神経系は中枢神経系から独立した存在なので、脳から直接指示を受けなくとも機能します。

しかし、独立しているからといって、通信しないわけではありません。実際、この2つの神経系は頻繁に連絡をとり合っており、まるで携帯電話にかじりついて日々の些細な出来事をメッセージし合うティーンエイジャーのように、ほぼ絶え間なくやりとりしています。

このやりとりがおもに通る導管は、迷走神経です。その名の通り、体内を迷走するように、長い距離を曲がりくねりながら伸びている神経です。**迷走神経は脳幹を腸壁に結びつけ、消化管と中枢神経系を物理的につなげています。**そして脊髄感覚神経と呼ばれるより小さな神経を介して、神経インパルス（信号）が重要なメッセージを運んで行き来するのにひと役買っています。一方でホルモン、神経伝達物質、炎症マーカー、免疫シグナルは、循環器系を介して腸と脳の間を行き来しており、それもまた、両者の通信と連携を叶える経路となっています。

ところで、なぜ腸と脳は会話する必要があるのでしょう。両者の間でとられるコミュニケーションの大部分は、消化の監視、食欲の調節、摂取した食べものの把握、そしてエネルギー獲得のための食べものの分解のために行われます。ですが、それだけにとどまらず、両者は気分についても連絡をとり合います。

ストレスを感じているときに緊張性の消化不良のせいでお腹がゴロゴロ鳴ったり、緊張や興奮したときに「腹に蝶がいる（そわそわする）」ような不安感を覚えたりといった経験は、きっとあなたにもあるはずです。これらの状態はどちらも、腸と脳が迷走神経を介して通信し、中枢神経系と消化管の足並みをそろえた結果なのです。

緊張性の消化不良は、たまに少しある程度なら心配はいりません。ですが、心の健康状態によっては、それよりもかなり深刻な消化器系の問題が引き起こされる場合があることが明らかになっています。

たとえば胃腸障害の一種である過敏性腸症候群は、よく不安症やうつ病と関連づけられます。一見、過敏性腸症候群が、すぐにトイレに行けない場所で腸が不調になるのではないかという不安を引き起こしているように思われるかもしれません。しかし、科学的研究では、その逆の関係性が観測されています。

じつは**不安のほうこそが過敏性腸症候群の原因かもしれない**のです。証拠に、過敏性腸症候群は、心理療法や選択的セロトニン再取り込み阻害薬（ＳＳＲＩ）などの、メンタルケアを目的とした治療で改善されます。不安症はほかにも、逆流性食道炎や消化性潰瘍などの深刻な消化器疾患を引き起こしたり、悪化させたりするといわれています。

腸と脳は疑いようもなく生理的に深く絡み合っており、互いに助け合いながら、あなたの健康と幸せを維持するために必要不可欠な仕事を果たしています。しかし、前に少し触れましたが、両者の関係にはもう1つ、第3の存在が関係しています。腸と脳の関係をさらに詳しく理解するために、腸内マイクロバイオームの役割について学びましょう。

腸内マイクロバイオーム
――人体を構成する何兆もの生物たち

腸と脳の関係性においてもっとも重要な存在は、じつは、あなたの一部ですらありません。あなたとは別個の生物です。より正確に言うと、別の何兆もの生物たち――腸内マイクロバイオームを構成する微生物と、その遺伝物質です。

わたしたちは、人間の細胞とマイクロバイオームの細胞から構成される超生物（多数の生物個体から成る生物）であり、生きていくには両方のシステムが、調和のとれた共生関係を築く必要があります。ウォルト・ホイットマンが「Song of Myself（ぼく自身の歌）」という詩でも語っていたように、人はいろいろなものからできています

――いろいろな、微生物から。

マイクロバイオームは消化管にだけあるわけではなく、また、細菌だけで構成されているわけでもありません。ほかにはウイルス、真菌、原生生物、古細菌などが、腸内のほかに皮膚、口、鼻腔、泌尿生殖器にも生息しています。これらの微生物は、体の至るところで重要な身体機能にかかわる働きをしています。人がもつ微生物叢《そう》（微生物の集合）の数は人間の細胞の10倍に上り、その種類は1000を超えるといわれています。また、200万～2000万の遺伝子を保有し、2万～2万5000と想定されるヒトゲノムの遺伝子の数を優に超えます。

言い換えれば、**人間の体に存在する遺伝物質の99・9パーセントが、マイクロバイオームのもの**なのです。ちょっと視点を変えて、体内に生息する微生物叢の数と種類の多さを考慮したら、それらの存在が健康に大きな影響を与えていないはずがないとは思いませんか。

2001年にジョシュア・レーダーバーグがはじめて「マイクロバイオーム」という言葉を用いてからというもの、人体におけるマイクロバイオームの役割についての研究は爆発的に加速しました。

2007年にはアメリカ国立衛生研究所がヒトマイクロバイオーム・プロジェクトを始動しました。このプロジェクトの第1段階のおもな目的は、人体に生息するすべての微生物のゲノム構成を明らかにすることでした。それからどんな微生物が存在するか解明されると、プロジェクトは第2段階に進み、微生物の機能と行動に注目が集まりました。

ヒトマイクロバイオーム・プロジェクトや、イギリスを含むヨーロッパで始動した同様のプロジェクトのおかげで、腸内マイクロバイオームが担うさまざまな役割について、理解が深まりつつあります。腸内の微生物叢には幅広い役割がありますが、そのなかでもとくに食べものに含まれる栄養素の分解、ビタミンやそのほかの栄養素の生成、神経系やホルモン反応の調節、体内の解毒などがおもな仕事です。特定の薬剤に対する反応を制御し、免疫系に働きかけて鍛えることで、危険な病原体への対抗力を身につけさせます（免疫系におけるマイクロバイオームの役割については、第3章で詳しく説明します）。

腸内マイクロバイオームの乱れは、先述した過敏性腸症候群から、喘息、湿疹などの皮膚疾患、関節炎、2型糖尿病、心血管疾患、自己免疫疾患、さらにはアルツハイマー病に至るまで、あらゆる病状に関連づけられています。

ですが、いまのわたしたちがいちばん把握しておくべきなのは、**マイクロバイオームが不安症などの症状を抑える化学物質の量を適切に調節し、精神の健康に対して極めて重要な役割を担っているということです。**

マイクロバイオームの構成は食事で変わる

マイクロバイオームの重要性がわかったところで、もしかしたらこんなふうに思った人もいるのではないでしょうか。人体に生息する細菌は、人間の健康を完璧に維持するために、絶妙な構成になるよう組まれているのではないか、と。

残念ながら、真実はそれほど単純ではありません。腸内マイクロバイオームの多様な種類構成とバランスは、驚くほど個人ごとに異なります。人間はみな、99・9パーセント同じヒトゲノムを保有していますが、腸内マイクロバイオームの構成となると、最大90パーセントも異なる場合があります。つまり、腸内マイクロバイオームは指紋のように、それぞれに固有の構成になっており、自分にとって健康的でバランスのとれた構成が、ほかの人にとってもそうだとは限らないのです。

さらに、マイクロバイオームはずっと同じ構成を保ちつづけるわけではありません。つねに反応と変化を繰り返しており、このプロセスは科学者の間で「微生物遷移」と呼ばれています。こうした変化は、短時間に発生するケースもあり、たとえば体の概日リズム——要は体内時計に合わせて、昼から夜にかけて変化するものもあります。

一方で、生涯を通じて起こる変化もあり、誕生から幼少期、成人期、老年期にかけて、マイクロバイオームが変化していきます。また、環境の要因で起こる変化もあります。たとえば、抗生物質の投与により特定の菌株が壊滅し、代わりにほかの菌株が繁殖して腸に混乱が生じることがあります。このように腸内細菌の構成バランスが崩れることを腸内毒素症といいますが、それがどのようにわたしたちの健康を損ねるか、いろいろなケースを見ていきましょう。

腸内マイクロバイオームを健康に保つために、もっとも重要かつ自分でコントロールしやすい環境要因は、食事です。あなたが食べるものは、同時にあなたのマイクロバイオームの食事でもあるため、食事は細菌叢のバランスに大きな影響を与えます。

よく妊娠中の人は「2人分食べている」といいますが、実際はすべての人が、いつも何兆匹分も食べているのです。そして、細菌は種によって必要とする栄養が異なるため、供給される食事の変化は各種の個体数に大きな変動をもたらす可能性があります。したがって、自分にとって有益な細菌を増やし、有害な細菌を減らすような餌やりを心がける必要があるのです。

食事がどのようにして腸内マイクロバイオームを形づくるかを知るために、スタンフォード大学の微生物学研究者たちが、タンザニアのハッザ族に対して行った画期的な調査を見てみましょう。

ハッザ族は狩猟採集民で、雨季と乾季でまったく異なる食事をとっています。研究者たちは彼らの便を1年を通してサンプリングし、食事の変化とともに腸内マイクロバイオームの構成も変化することを突き止めました。雨季の間は、ハチミツやベリー類を豊富に摂取していたため、マイクロバイオームは強く、多様性に富んでいました。一方乾季の間は、肉が増え、食事のバリエーションが減ったため、マイクロバイオームの多様性も縮小しました。そして再び雨季が訪れると、マイクロバイオームはまた以前の状態に戻ったのです。

わたしたちは狩猟採集によって、季節ごとに食べるものが劇的に変わるわけではありませんが、それでもハッザ族の例はとても重要な教訓を与えてくれます。腸内マイクロバイオームを大事にすると、腸内マイクロバイオームのほうも、わたしたちを大事にしてくれるのです。健康的な細菌の増殖を促す食品を食べることは、わたしたちの心身の健康の鍵です。食生活が乱れると、すべてが台無しになってしまいます。

腸の健康を促進する具体的な食品と全体的な食生活については、第2部と第3部で詳しく説明しますが、いまのところは、健康的な腸内マイクロバイオームは、労せずして維持できるものではないとわかってもらえたら十分です。

歯磨きをしたりお風呂に入るのと同じように、微生物叢のケアも毎日行えるといいでしょう。たとえば、プレーンヨーグルトのようなプロバイオティクス食品（腸内マイクロバイオームを強化する健康的な微生物を含む食品）を食べたり、タマネギ、ネギ、ニンニクなどのプレバイオティクス食品（善玉菌の栄養となる食品）を食べたり、あるいは単に、悪玉菌を繁殖させる砂糖などの食品を避けるといいかもしれません。

日々の習慣として、マイクロバイオームのケアをとり入れるのは、心の健康にとってとても重要です。実際、わたしの患者たちの治療でも、それが重要な鍵となりました。彼らが腸内細菌と心の健康のつながりを実感し、健康な腸のために食生活を改善するのを見ると、わたしもうれしくなります。

マイクロバイオームの乱れとストレスの関係

脳と腸の間で双方向的なコミュニケーションが行われていると、どちらか一方で問題が発生したとき、もう一方にも影響が出る場合があります。**不健康な食生活が腸内マイクロバイオームのバランスを崩し、精神の健康も損ねるのと同様に、不安などの精神的ストレスもまた、腸内マイクロバイオームの乱れを引き起こしかねないのです。**

気分が落ち込むと腸が乱れるという仕組みに関する研究の多くは、過敏性腸症候群の研究の一端です。不安症やうつ病に苦しむ人は、そうでない人より過敏性腸症候群を発症する確率が高いという、両者の関連性が明らかにされています。しかし過敏性腸症候群を発症していなくとも、腸内マイクロバイオームは乱れるのです。調査によると、**ストレスの溜まる状況に2時間さらされるだけで、腸内の細菌群とその割合が**

著しく変化する場合があるようです。

健康的な腸と脳をもつ体では、マイクロバイオームのバランスが適切に保たれ、それにより良好な精神状態が維持され、それがまたマイクロバイオームのさらなる強化につながります。しかし不健康な食生活と不安な脳では、マイクロバイオームのバランスが崩れ、脳にはさらに問題が生じ、マイクロバイオームが一層乱れるでしょう。

この双方向的な関係のせいで、食事とメンタルのサイクルがどこではじまりどこで終わるのかがわからず、いっぱいいっぱいになり、くじけそうになってしまう患者もいます。しかし、混乱に身をゆだねて諦めるのではなく、これはむしろ、自分を解放するチャンスだと思ってほしいのです。

とくに不安に悩まされているとき、心の健康のためにどんな食事をすればいいか知っているというのは、テストでつねに正解を知っているようなものです。問題の原因がどこにあろうと、答えはいつも、ベリー類やサーモン、オリーブオイルなどの、脳にいい食品を豊富に食べることなのですから。腸内マイクロバイオームの乱れが不安を助長する過程をより具体的にイメージするために、わたしの元患者の、誤った食生活が不安症につながってしまったケースを見てみましょう。

腸の不安
――低カロリー甘味料の罠

ティロという名の中年の女性は、人生の大半を肥満に悩みながら生きてきました。わたしのもとへ来る1年ほど前に、彼女は職場の減量プログラムに参加し、友人や同僚のサポートもあって痩せはじめていました。比較的早い段階で約9キロの減量に成功し、精神的にも肉体的にも気分がよくなったそうです。体重が減ったことで、しつこくつきまとっていた背中とひざの痛みも消え、市販の痛み止めもいらなくなりました。しばらくの間は、とてもいい気分だったと言います。

しかし、減量に成功していいことずくめだった最初の時期がすぎると、彼女は次第に不安をもちはじめました。メンタルをどうにかするために最初にわたしのところへやってきたとき、彼女は自分の不安がダイエットのスランプから来るものだと思っていました。最初の9キロの減量に成功したあと、目標体重までのあと2キロを達成するのが難しく、なかなか成果が出ないことに苛立ちを感じていたからです。毎朝起きるたびに恐怖に襲われ、また今日も、どうすれば体重計に乗って減らなかった体重に悶々とする1日を過ごさずにすむかと、速くなる鼓動と不安に押しつぶされそうになっていました。

彼女は当初、不安のせいで間食していたのが、ダイエットの妨げになっていたのだと思っていました。しかし、彼女は食べたものをかなり綿密に記録していました。車で職場に向かう間に、弁当に入れた食べものを頭のなかで反芻《はんすう》し、食べすぎにならないか、カロリー計算が合っているかを確認していたのです。

ティロの人となりを知るにつれ、わたしは彼女が減量をはじめる前から軽い不安を抱えていたことに気がつきました。これまでは、ズンバやヒップホップなどのダンス教室に通うことで、その不安を振り払うことができていたのです。しかし、いまとなっては気もちが落ち着かず、十分な睡眠もとれず、いつもの対策では十分に不安を制御できなくなっていました。

食生活について話し合った結果、彼女がとくに、砂糖に関して問題を抱えていることがわかりました。彼女は砂糖の摂取量の多さが気になり、減量プログラムのカロリー計算システムを使って砂糖の摂取量を減らそうと一生懸命に努力していました。食事を1日分の推奨カロリーに抑え、微量栄養素と主要栄養素にも気を配っていました。

しかし実際に彼女の食事プランを見ると、**低カロリーゆえに減量プログラムのポイント制の要件に適《かな》っており、プログラムで許可されているお菓子のなかに、精製糖を使ったものがいくつもある**ことに気づきました。いくつかはアガベシロップやてんさい糖など、いかにも健康的で純粋な甘味料のように聞こえる砂糖が使われていましたが、砂糖はどんな名で呼ばれようとも砂糖であることに違いはないのです。**食品ラベルに記載される砂糖の名称は、260種類を超えますが、体のほうは、マーケティング戦略に基づいて砂糖を区別したりしません。**ダイエットプランで推奨されているお菓子はスクラロース（アメリカではSplendaという商標で販売されています）などの低カロリー甘味料が使われていましたが、残念ながら、これらも腸内毒素症を引き起こすことで知られています。

わたしは彼女に、プログラムのダイエットプランで許可されているかどうかにかかわらず、砂糖や人工甘味料を含む食品を1週間控えるようすすめました。彼女にとっては大変でしたが、その間、甘党な彼女の砂糖の禁断症状を避けるために、ブルーベリーと、シナモンとナッツバターを混ぜた、プロバイオティクスの豊富なプレーンヨーグルトを少量ずつ食べてもらいました。

そのうち、フルーツのシャーベットを少しずつ加えていきましたが、ケチャップやドレッシングなども別のものに置き換えるなどして、精製糖を排除しつづけました。飲みものについても、プログラムが許可していた、人工甘味料を含む低カロリー粉末ジュースをやめ、柑橘類で味つけした水を飲むようになりました。

ティロの不安は、この試みをはじめて1週間のうちに、早速やわらぎはじめ、その後数週間で、再び体重計の針に変化が表れました。彼女は、まるで抗不安薬を処方されたかのように効果が出ていると言いましたが、わたしがしたことといえば、食事が原因で不安が助長されている事実を彼女に教えて自覚を促し、精神状態を損なうことなく甘いものへの欲求を満たす方法を伝授しただけです。

彼女の問題の根本的な原因が腸にあったという推測は、その通りです。しかし、実際何が起こっていたのでしょう。なぜ砂糖の量を減らしたことで、不安が悪化したのでしょう。その疑問への答えは非常に複雑ですが、腸内マイクロバイオームの変化が影響していたのは間違いありません。

砂糖の摂取量と不安との関連性は、多くの研究で確認されています。**砂糖はマイクロバイオーム破壊の主犯であり、悪玉菌によって善玉菌が窒息しやすい環境をつくり出す**のです。わたしはそれこそが、彼女の軽い不安症の原因だったのではと疑っています。

当時は運動習慣で制御できていましたが、食習慣を変え、砂糖を低カロリーの食品に置き換えた結果、腸内マイクロバイオームが変化しました。スクラロースのような甘味料が甘いのに低カロリーなのは、腸が甘味料に含まれる糖を吸収できないからです。味覚は甘さを感じますが、体のほかの部分は感じないため、体重を増やすことなく甘いものへの欲求を満たせます。

しかし、人間の体がこれらの糖を処理できないからといって、腸内細菌叢が処理できないとは限りません。わたしたちが消化できない草を馬が主食とするように、なかには、**わたしたちの体が処理できない甘味料を糧に繁殖できる細菌もいる**のです。これらの糖が大腸と小腸で吸収されないと、それだけ腸内細菌が食べる糖が増えるということになります。ティロの場合、**それによって悪玉菌が過剰に増殖し、不安が悪化**する形で症状が表れたため、砂糖と甘味料の両方を制限して、状態を改善する必要がありました。

ティロの体験は、体重を減らすことと、健康になることは必ずしもイコールではないと教えてくれました。長い間体重に苦しめられてきた彼女が減量に成功したのはとても喜ばしいことですが、不健康な食生活で減量しようとしたために、腸内マイクロバイオームが乱れ、結果的に不安が助長されてしまいました。

そこで人工甘味料を使わない、ホールフードと低糖質を意識した食事に切り替えることで、減量を助けると同時に、精神的ダメージを回復し、不安から解放されるための適切なツールが腸に備わるようサポートしたのです。

神経伝達物質工場
――マイクロバイオームの重要な役割

ここまで来たら、腸内マイクロバイオームが不安症の大きな鍵であることが、しっかり飲み込めたと思います。しかし、なぜそのような関連性があるのでしょう。腸内マイクロバイオームは、実際どのようにして、脳に変化をもたらすのでしょうか。

腸内マイクロバイオームの重要な役割の1つは、神経伝達物質――神経細胞間でメッセージを伝達する化学物質――の生成を助けることです。神経伝達物質は、運動や、心拍を含む臓器の働きなど、あらゆる身体機能に不可欠ですが、とくに認知機能と気分における役割が注目されています。

セロトニン、ドーパミン、ガンマアミノ酪酸（GABA）などの神経伝達物質は、いずれも脳機能の制御に必要なので、それらのバランスが崩れると、うつ病や不安症をはじめとしたさまざまな精神疾患の大きな要因となります。

腸内細菌は、これらの神経伝達物質の生成に深くかかわっています。腸内細菌が食べものを分解、つまり代謝すると、代謝物と呼ばれる物質が生成され、これが神経伝達物質の生成に影響を及ぼします。

生成される代謝物の多くは神経伝達物質の前駆体《ぜんくたい》、つまり完全な神経伝達物質分子に組み立てられる前段階の物質です。

神経伝達物質の合成は、腸内で局所的に行われることが多く、その場所で、消化を制御する腸神経系を手伝います。しかし、もっとも重要な役割を果たしているのは、脳内の神経伝達物質です。脳内で化学物質のバランスが崩れると、不安の原因になるからです。

脳内に十分な神経伝達物質を蓄えるためには、ただ単に、腸内で神経伝達物質を生成して脳に送ればいいというわけではありません。

体は脳を守るために、血液脳関門という複雑な防御システムを構築しています。**神経伝達物質は血液脳関門を通過できず、その前駆体なら通過できます**。つまり、腸内細菌によってつくられた前駆体は血流を介して血液脳関門を通過し、脳に運ばれ、そこで感情の制御に役立つ神経伝達物質に組み立てられるのです。

セロトニンを例に挙げましょう。セロトニンは抑制性神経伝達物質で、神経細胞を落ち着かせ、興奮状態を鎮めるのに役立ちます。その性質上、不安症に対抗するためにもっとも重要な脳内化学物質の1つともいわれています。

実際、不安症やうつ病と闘うために処方されるもっとも一般的なタイプの薬は、脳内のセロトニン値を高める、選択的セロトニン再とり込み阻害薬（ＳＳＲＩ）です。セロトニンは気分や感情を大きく左右しますが、体内のセロトニンの95パーセントは腸で生成され、そのほとんどは消化管で腸神経系の消化制御をサポートします。脳内で生成されるセロトニンは、全体のわずか1～2パーセントです。

セロトニンの前駆体はアミノ酸トリプトファンと呼ばれる物質で、鶏肉やヒヨコ豆などの食品から摂取できます（トリプトファンを含む食品については、第7章で詳しく紹介します）。体内では腸内細菌が食べものからトリプトファンを代謝します。その過程でさまざまな代謝物が生成され、腸内と脳内でのセロトニン合成につながる、広範で複雑なプロセスが作動します。そしてこのプロセスのすべてのステップは、腸内細菌のさまざまな菌株の影響を受けます。

一気に多くの情報を出したので、いったん、飲み込むための時間をとりましょう。脳が健康的に機能するためには、適切な量のセロトニンが必要です。十分なセロトニンをつくるには、適切な栄養素をとることと、それらの栄養素をセロトニンに変えるプロセスを手伝える細菌が腸内にいることの両方が重要です。ですから、食事から十分なトリプトファンを摂取できなかったり、腸内マイクロバイオームのバランスが乱れたりして、いずれかの要素が崩れると脳内のセロトニンが不足する可能性があります。そしてセロトニンが不足すると、不安症のリスクが高まります。

ＳＳＲＩを服用すれば、セロトニン値を正常に戻せるかもしれませんが、ＳＳＲＩには副作用がありますし、そもそも薬と投与量の適切な組み合わせを見つけるのは、そう容易ではありません。

一方で、**食事を変えることで腸の健康を改善し、トリプトファンを安定的に摂取するのは、ノーリスクでとれる最初のステップ**であり、しかも最終的に医薬品と同じ目的を達成できます。薬は確かにメリットがあり、使う必要があるケースも多いですが、最初のステップとしては、食事を変えるところからはじめることを強くおすすめします。

はっきりさせておきますが、すべての症状がセロトニンに関連するわけではなく、セロトニンはメンタルヘルスに関連した役割をもつ、多くの化合物の1つにすぎません。実際、2022年に大きな話題を呼んだとある研究では、セロトニンはうつ病や不安症において、これまで長い間考えられてきたほど、重要ではないかもしれないと発表されました。その不確実な発表は、自分のメンタルケアをしたい人にとっては苛立たしいかもしれませんが、わたしはこれが、栄養精神医学を実践するべき強力な根拠になると考えています。

腸の健康を改善し栄養をしっかり摂取すると、セロトニンの生成が促進されるだけでなく、ほかのさまざまな神経伝達物質が適切なレベルに調節されます。これらはすべて、心の健康に貢献します。

たとえば、神経伝達物質のGABAは、不安反応の調節において中心的な役割を果たしており、それはとくに、第1章で不安が最初に点火する脳の部位として説明した、扁桃体で行われています。GABAもまた、抑制性神経伝達物質であり、GABA値が低いと扁桃体が過敏になり、必要以上にストレス反応が強まってしまいます。また、脳には、極端な気分を制御するための重要なツールが欠けており、そのせいで不安が大きく膨らむ可能性もあります。

GABAはビフィズス菌などの特定の腸内細菌によって生成されるとわかっているので、腸内のバランスが崩れて、それらの菌が減ると、腸内と脳内のGABAが不足し、不安症のリスクが高まるかもしれません。同じことが、ドーパミン、アセチルコリン、グルタミン酸をはじめとしたほかの神経伝達物質にも当てはまるでしょう。

さらに、腸内細菌によってつくられ、脳で重要な役割をもつ化合物は、神経伝達物質とその前駆体だけではありません。短鎖脂肪酸（SCFA）や脳由来神経栄養因子（BDNF）などほかの化合物も、腸と脳の関係において重要な役割を担っており、腸内細菌によって生成されています。

ＢＤＮＦは海馬のストレス反応をサポートし、腸内細菌叢の変化に応じて増減することがわかっています。ＳＣＦＡは食物繊維を分解する細菌によって生成されます。最近の研究では、ＳＣＦＡ値が低いと不安やうつの症状が強くなり、高いと症状が軽減されることがわかっています。この研究の大部分は予備的な動物実験ですが、ＳＣＦＡをさらに詳しく研究する価値は大いにあります。

腹を信じる
――マイクロバイオームの健康が心の健康につながる

不安症と腸の関係を考えれば、**腸内マイクロバイオームを介して行う不安症治療についての研究のほとんどで、マイクロバイオームが健康になるにつれて患者の不安症状の改善が見られる**のは、そう意外な結果ではありません。いい結果が出た研究のなかで、不安軽減に対するこの治療法の有効率は86パーセントでした。治療が極めて困難なことで知られるこの症状にとっては、とても心強い数値です。また、腸内細菌の増殖を促すための錠剤である、プロバイオティクス・サプリメントを使用した研究では、食生活を変える治療法に比べて、不安の軽減度合いが小さかったことも注目すべきポイントです。

まさに、不安と闘ううえでもっとも強力な薬は、腸にいい食品を積極的にとることだと示されました。漬物やキムチなどのプロバイオティクス発酵食品や、ニンニク、タマネギ、バナナなどのプレバイオティクス食品、食物繊維が豊富な野菜や全粒穀物などが、腸にいいとされる食品です。

ここまで読んで、腸と脳の複雑な関係がよくわからなくとも、安心してください。世界トップクラスの専門家でさえ、詳細をすべて理解しているわけではないのですから。わたしたちにわかるのは、心穏やかに生きるための秘訣を腸内細菌が握っているという事実です。腸内細菌が必要としている栄養を与えてあげることで、不安のない生活と健康な精神のための土台を整え、あとは腸内細菌に、あなたのために働いてくれると信じて任せましょう。

腸内毒素症は、心の健康を根本から脅かす症状です。次の章からは、腸内毒素症とさまざまな不安症の要因との関連性を説明していきます。まずは、健康な腸と脳が、健康な免疫システムを維持するために不可欠であることに注目しましょう。

第3章 不安への免疫力

メアリーがわたしのところへやってきたのは、不安をコントロールできないという理由からでした。彼女は35歳になったときに、ついに夫との間に子どもをもうけようと決めましたが、なかなか授かりませんでした。思うように妊娠できなかったことで結婚生活がぴりぴりとした雰囲気になり、寝つきが悪くなったり、夜中に目が覚めて不安になったり震えたりする日々を過ごしていました。状況はあまりにひどく、日中も仕事や家事に集中できないほどでした。

こういった経験があるのは、メアリーだけではありません。このくらいの年齢の女性はとくに、フルタイムの仕事に対する緊張と家庭をもつことへのプレッシャーに悩まされるケースが少なくありません。そこに世界的なパンデミックと、日々感じる恐怖や責任や苛立ちが重なったのですから、積もりに積もったストレスが不安という形で彼女を襲ったのは、納得のいく話です。ですが診察を進めるうちに、ほかにも何か要因があるかもしれないと感じました。

話をするうち、彼女の顔の両頬に発疹が出ていることに気がつきました。発疹は頬骨のあたりに、蝶の羽のような形に広がっていました。本人は新しいフェイスクリームが合っていないようで、皮膚科で診てもらう予定だと言いましたが、わたしはもっと深刻な事態を疑いました。このような発疹は、臨床名では「蝶形紅斑《ちょうけいこうはん》」といい、免疫機能が自分自身の組織を攻撃している兆候です。

これを引き起こす犯人は、とくに出産適齢期の女性の場合だと、だいたいが「全身性エリテマトーデス（SLE）」、あるいは「ループス腎炎」とも呼ばれる自己免疫疾患です。この病気に罹患した患者は、腎臓、皮膚、関節、血液、神経系など、複数の臓器系に炎症を起こす場合があります。個々の症例で、ループス腎炎がなぜ、そしてどのようにして発症するかは、まだ完全に解明されていませんが、これらの臓器に起こった変化が、免疫反応の暴走によって引き起こされることはわかっています。

また近年の研究では、**腸内細菌の構成が、ループス腎炎の大きな要因である可能性が示されました。**ストレスや不安は腸のバリアを破壊し、そのせいで腸と脳のやりとりが途絶える場合があります。その状態は、たとえるなら携帯電話の通信が不安定になっているようなもので、電波が弱いと電話が通じなかったりメッセージを送れなかったりするのと同じです。これが慢性化すると、代謝に混乱が生じ、やがて蝶形紅斑のような症状の出る免疫異常につながる可能性があります。

ループス腎炎のような複雑な疾患の治療は、そう容易ではありません。ループス腎炎を完治させる特効薬は存在しないからです。とはいえ、さまざまな治療やセラピーを行うことで、ほとんどの患者は症状を抑えることができます。わたしはメアリーに、リウマチ専門医と連携して治療に当たっているかかりつけ医を紹介し、その医師から彼女は炎症を軽減するステロイド剤の投与を受けました。

わたしのほうでは、初期治療として、不安症の典型的な治療薬であるＳＳＲＩとベンゾジアゼピン系の薬を処方しましたが、それ以外にも、彼女の不安症をより包括的に治療するため、食事内容を大きく変更することをすすめました。まずはコロナ禍で習慣化してしまった不健康な食習慣を見直しました。

彼女はタピオカミルクティーが大好きでよく飲んでいましたが、タピオカミルクティーにはそのおいしさの代償として砂糖が大量に入っています。わたしはより体にいい、バジルシード抹茶ミルクティーで代用するように説得しました（レシピは436ページ参照）。

また、腸内マイクロバイオームの多様性を回復するために、抗炎症効果のある食べものを食事に多くとり入れる方法を伝授しました。抗炎症効果のある食べものといえば、ピーマンやパプリカ、ズッキーニ、サマースクワッシュ、芽キャベツ、カリフラワー、ビーツなどをはじめとした、さまざまな色、質感、形をした野菜が挙げられます。油も、炎症作用のあるオイルをやめてオリーブオイルを使うようにすすめました。

さらに味噌やキムチなどの発酵食品を増やし、天然の紅鮭やアンチョビでオメガ3脂肪酸を摂取し、牛乳の代わりにヘンプミルク（植物性ミルク）を飲むようにすすめました（自家製ヘンプミルクのつくり方は434ページ参照）。これらの具体的な食事内容についてはあとで詳しく説明しますが、**目的は一貫して、健康的なホールフード中心の食習慣に変え、加工食品を避けること**でした。

ステロイドは短期的にはよく効き、抗不安薬もいくらか効果がありましたが、その後の検診でも、彼女はまだ不安と紅斑に悩まされていました。わたしが食生活について尋ねると、普段の生活であまりにいろいろなことが起こっているなかで、食生活を変えるのは難しかったと答えました。わたしは彼女に大いに同情しつつも、小さな変化からはじめてそれを一貫して続けるようにと励ましました。

また、彼女の夫にもいっしょに来院してもらい、サーモンのガラムマサラ焼き（マサラ・ベイクド・サーモン／393ページ参照）や、わたしの定番の心を落ち着かせるグリーンサラダ（412ページ参照）などの献立を提案しました。こうしてメニューを事前に準備しておけば、何日か同じ献立が使えますし、献立決めも食事の準備もやりやすくなります。

案の定、食生活を変える努力をしたところ、メアリーの気分に変化が表れはじめました。腸と脳に健康的な食事をとり入れるようにしてから1か月も経たないうちに、彼女は心が落ち着き、よく眠れるようになりました。また、不安がやわらぐにつれ、紅斑の症状も抑えられるようになりました。明らかに、免疫機能が改善している兆候です。

メアリーは、まさか食生活が精神状態と自己免疫疾患にこれほど深くかかわっているとは思いもしなかったと驚いていました。わたしは、彼女のような患者どころか、医学界の最高峰の専門家たちでさえ、最近まで腸内細菌と免疫機能と不安症の密接な関係について、誰も知らなかったのだと説明しました。

不安・食・病気…いったい何が何を引き起こすのか？

メアリーが最初にわたしのところへやってきたとき、彼女の体のなかではいったい何が起こっていたのでしょうか。おもに3つの要素が考えられます。1つ目は、脳内で生じた不安、2つ目は食生活に影響された腸内マイクロバイオーム、そして最後が、免疫機能の異常によるループス腎炎の症状です。

普通は、すべての問題を一連のつながった出来事として結びつけ、1つの根本的な原因を特定したくなるものです。たとえばこの状態は、最初に不安が膨らみ、それが腸内の乱れを引き起こし、結果的に免疫疾患につながったと推論できます。あるいは、腸内バランスの乱れが不安を引き起こし、それが免疫疾患につながったと考えるかもしれません。免疫疾患が先に起こり、それが腸内環境を変化させ、不安症を引き起こしたという考え方もできます。

じつのところ、このどれもが可能性として十分にありえます。3つの機能は一方通行ではなく、絶妙なバランスが保たれた生態系のなかでつながっており、驚くほど多様かつ幅広い面で、互いに作用し合っています。しかし、前にも触れたように、大本の原因はそれほど重要ではないのです。

3つの機能のうちどれか1つでも乱れれば、ほかの2つにも問題が生じるでしょう。大本の原因を突き止めるよりも、問題を解消するにあたってもっとも確実で手軽、かつ簡単に自分でコントロールできる要素は食事です。メアリーのケースでも、不安症やループス腎炎の症状を治療するだけでは不十分でした。食事を通して腸内マイクロバイオームを整えることも、欠けてはならない重要な治療法でした。3つの機能すべてをケアしてこそ、元の健康をとり戻すことができたのです。

腸と脳のつながりについてはすでに説明したので、今度は免疫機能についてです。免疫機能が精神と消化器官の健康状態に影響を与える仕組みと、その逆の、精神と消化器官がどのように免疫機能に影響を及ぼすかについて、学んでいきましょう。

免疫とは何か？
――わたしたちの体を守る仕組み

世界には危険があふれています。すべての生物は例外なく、病原体と呼ばれる、外からやってくる危険な侵入者につねに脅かされています。生物には病原体から身を守るための防御機構が必要で、それがなければ長くは生きられません。

免疫システムの働きについては、少なくとも一部は知っているでしょう。喉の違和感が明確な風邪に発展せずにすんだときは「強い」免疫力に感謝し、立て続けに何度も体調を崩したら「弱い」免疫力を嘆く、という経験は、誰しもあるのではないでしょうか。

そして新型コロナウイルスの感染拡大時には、集団免疫、ワクチンの有効性、モノクローナル抗体などについて広く議論され、わたしたちは突然、生物学的および疫学的な観点から免疫学を学ぶ必要に迫られました。ですが、たとえ免疫機能の重要性を認識していても、実際の仕組みは抽象的でわかりにくいと感じるかもしれません。こここではその謎を解き明かし、免疫が腸や脳とどのように作用し合うかを理解するための土台を整えましょう。

免疫システムは体のあらゆる部分をつねに監視していますが、それには機敏かつ柔軟にアプローチできることが必要です。皮膚や呼吸器、腸管など、病原体、がん細胞、毒素が出現する可能性のある場所ならどこでも発動できなければなりません。免疫システムにとって重要な臓器の多くはリンパ系に属しており、たとえば、免疫システムの鍵となる免疫細胞がつくられる骨髄や、リンパ節、胸腺などが含まれます。ですが、免疫システムの働きは何も1つの臓器系が担っているわけではありません。皮膚や粘膜、そして（お察しの通り）腸もまた、免疫において重要な働きをしています。

免疫には、自然免疫と適応免疫の2種類があります。両者は互いに補い合ってはいるものの、それぞれ異なる方法で多種多様な病原体から体を守っており、使用する化学物質と抗体も異なります。どちらも、体が健康を維持するのに不可欠な機能です。免疫機能は、それだけで本が1冊書けるほど複雑ですが、ここでは、この2種類の免疫機能がどのようにわたしたちの体を守っているのかだけ、簡単に説明します。

自然免疫とは？

自然免疫は、外部からの侵入者に対する体の最前線の反応で、言わば体の救急隊のようなものです。問題が発生すると、自然免疫システムが問題を検知し、緊急事態用に設計された外傷キットをもって現場に急行します。たとえば指を切ると、自然免疫システムが傷口に駆けつけ、迷い込んだ細菌が本格的な感染症に発展しないよう対処します。病原体によっては急速に成長し、大きな脅威になる可能性があるため、素早さが肝《きも》になります。そして、外からどんな侵入者がやってくるかを予想する術《すべ》はないため、これまで見たこともない病原体すらも食い止める準備をしなくてはなりません。

自然免疫システムは、特定の警告のサインに焦点を絞ることで問題を特定します。この警告のサインは研究者の間では「病原体関連分子パターン」と呼ばれています。問題が検出されると、免疫細胞はサイトカインという、免疫細胞の通信に不可欠な小さなタンパク質を生成します。サイトカインは救急医療チームの無線としての役割を果たし、増援を呼んだり、対応に当たる細胞たちの認識を合わせたりします。これは、侵入者との戦いに際して、足並みをそろえるための戦略の一部です。

ひとたび問題が検出され、適切なチームが編成されると、自然免疫システムはいくつものレバーを引いて、病原体の進行を遅らせます。体内のpH値を変えたり、体温を上げたり（これにより発熱する場合があります）することで、病原体にとって不利な環境をつくり出します。

また、病原体を破壊すべくさまざまな機能を振りかざす、何種類もの白血球も動員できます。たとえば、マクロファージや好中球《こうちゅうきゅう》（白血球の1種）などの食細胞は、貪《どん》食《しょく》（包み込んで分解）に特化しています。

ナチュラルキラー細胞はその名の通り、特定のウイルスや腫瘍細胞に対して生来の毒性をもっています。免疫システムが病原体と戦う際にとるおもな戦略の1つは、炎症を引き起こすことで、白血球を多く含む血液を問題の部位に運ぶというものです。ただ、章のはじめに紹介したメアリーの例からもわかるように、炎症は諸刃の剣です。これについては第4章で詳しく見ていきましょう。

自然免疫システムは、病原体に対する第1の防衛ラインとして、豊富なリソースと戦略を用いて戦います。その代わり、自然免疫システムには「記憶」がありません。見たことのない病原体との戦いに備えてはいるものの、経験からの学習はしません。そのため過去に遭遇したのと同じ病原体に遭遇したときは、以前有効だったかどうかにかかわらず同じ反応を起こします。なかには自然免疫システムの救急隊員を圧倒するほど手ごわい病原体もあり、長期的な対処が必要になる場合もありますが、そんなときは、サイトカインの通信機能を使って増援を呼ぶことができます。

適応免疫とは？

自然免疫を体の救急隊とすると、適応免疫は経験豊富な医学研究チームです。出血を止めたり、骨折を治したりすることに長けているわけではありませんが、病気を徹底的に研究し、徐々に知識を蓄えて、より効率的かつ賢く戦う方法を編み出します。

自然免疫システムがさまざまな種類の病原体に対して、一律で同じ標準ツールを使って戦うのに対し、適応免疫システムは病原体ごとに独自の反応を設定し、時間と経験を経てアプローチを磨いていきます。

適応免疫は多くの身近な感染症に対して出動します。たとえば水痘《すいとう》（水ぼうそう）は、自然免疫システムをすり抜けて、特徴的な水疱とかゆみをともなう発疹を引き起こすウイルスです。しかし1度感染すると適応免疫システムによって効果的に対処されるようになるため、おそらく多くの人は、子どものころに1度かかったきりでしょう。少なくともわたしが子どものころはそうでした。いまではワクチンがあるため、1度もかかったことがないという人も大勢います。

ワクチンは、適応免疫の機能を示す例です。弱毒化もしくは不活性化されたウイルスや、疑似的なウイルスを用いて、適応免疫システムに病原体との効果的な戦い方を教えます。新型コロナウイルスのワクチンもそうです。適応免疫システムにこの恐ろしい未知の病原体への対処法を教えることで、感染確率が低くなり、感染したとしても重篤《じゅうとく》な症状に発展する可能性が大幅に低くなるのです。

適応免疫システムは、自然免疫システムから、抗原提示細胞を介して出動要請を受けます。これらの細胞——なかでもその名の通り枝分かれした構造をもつ樹状細胞は、抗原を検知して識別します。

抗原とは、外からやってきた小さくて有害な異物の分子のことで、これが免疫反応

を誘発します。抗原が検知されると、抗原提示細胞がT細胞を活性化させます。T細胞は適応免疫においておもに活躍する白血球の1種です。T細胞が活性化すると、ヘルパーT細胞とキラーT細胞に分化します。ヘルパーT細胞は、免疫反応を適宜調整するサイトカインを分泌してサポートします。一方、キラーT細胞は汚染された細胞を破壊します。T細胞は、抗体を生成する、また別の種類の白血球であるB細胞のサポートを受けながら働きます。抗体は、抗原に結合するタンパク質のことで、抗原がもたらす脅威を中和し、排除してくれます。

適応免疫システムの特徴はなんといっても、T細胞とB細胞の両方の働きが、時間の経過とともに改善される点です。特定の病原体に出くわすたびに反応が鋭敏になり、次にその病原体と戦うときはより効果的な防御を行います。体は侵入してくるさまざまな抗原に対し、どの抗体を生成するべきか記憶しているので、回を経るごとに免疫システムも楽に対処できるようになります。

そして免疫システムが体を守るためにそれほどがんばらなくてもいいと、気分も楽になります。最初に遭遇したときは体力を根こそぎ奪っていった強力な病原体が、次に遭遇したときには、戦いに気づかないほどのものになるかもしれません。

あらためて言いますが、ここでは免疫システムの仕組みをごく簡単に説明したにすぎません。免疫学の分野は極めて複雑で、いまなお研究され、次々と新しい発見が得られています。とはいえ、脳と腸がこの複雑な免疫システムを乱す仕組みを理解するための下地としては、免疫機能の基礎的な理解だけで十分です。

腸と免疫
――赤ちゃんのマイクロバイオームはどのように発達するか

生まれたばかりの赤ちゃんを抱っこするのは、比類なく幸せな体験です。たった9か月前にはただの受精卵だったものが、生きて呼吸する存在になり、これからその体が信じられないほど複雑なシステムに発達する、すばらしい可能性に満ちていると思うと胸が高鳴ります。小さな手足に感動するだけでなく、生まれたばかりの腸内マイクロバイオームの発達もまた、楽しみでなりません。

赤ん坊の体のおもだった部位は母親の胎内で発達しますが、マイクロバイオームはそうではありません。胎内にいるときの赤ん坊はほぼ無菌状態で、母体が害になりえる微生物を胎児から遠ざけています（ただし最近の研究で、胎盤、へその緒、羊水に細菌が存在することを示すものがあります）。

しかしひとたびこの世に生まれ出たら、そのような贅沢は許されません。幼い乳児であっても、侵入者から身を守るためには、体にいい腸内マイクロバイオームと強力な免疫システムの助けが必要です。マイクロバイオームは遺伝的に受け継がれず、胎内では発達しませんが、母親の手助けによって、生まれたばかりの新生児も体にいい細菌のコロニーを形成できます。

赤ん坊のマイクロバイオーム形成を助ける最初の過程は、産道の通過です。経膣分娩で産道を通過する際に、母親の腸と膣から細菌がもち込まれます。これらの細菌が、マイクロバイオームの基礎を築くのです。早産児や帝王切開で生まれた赤ん坊はこの最初の過程を通らないため、正期産で経膣分娩された赤ん坊に比べて、マイクロバイオームの構成が単純になります。帝王切開は母親と赤ん坊の安全のために必要な場合も多いので、この代償は仕方のないことです。

マイクロバイオームは徐々に構成されていき、1歳前後になると、ほとんどの赤ん坊が似たような細菌構成をもつようになります。しかしそれでも、帝王切開で生まれた人は、成人してからも感染症、アレルギー、炎症性疾患のリスクが高めになるといわれています。

赤ん坊の体内では、生後1週間で善玉菌が爆発的に増殖します。母乳によって、健康的なマイクロバイオームがつくられ、さらに抗体が移されて免疫力も上がるのです。

多様な菌種が繁殖すると、免疫システムのさまざまな機能が発達します。たとえば、生後数時間の赤ん坊のマイクロバイオームはおもに、ナチュラルキラー細胞やそのほかのT細胞の発達を促す腸内細菌で構成されています。生後1週間で細菌が大幅に増殖し、好中球やマクロファージなどの新しい種類の白血球が繁殖します。その後数週間かけて、フィルミクテスやバクテロイデスなどの菌種が優勢となるなか、白血球が成熟し、B細胞が生まれます。

最終的に2歳ごろに、マイクロバイオームと免疫システムの両方が成熟しはじめますが、腸と免疫の発達がなんらかの形で阻害されると、のちに問題が起こりかねません。実際、小児期にマイクロバイオームを乱すような抗生物質を使用すると、抗体やサイトカインに問題が生じ、アレルギーや喘息になりやすくなります。また、腸内マイクロバイオームの構成に特定の違いがあると、1型糖尿病などの小児疾患や、肥満、2型糖尿病、非アルコール性脂肪性肝疾患などの長期的な代謝障害につながる可能性があります（代謝障害については第6章で詳しく説明します）。

あえてはっきり言いますが、**帝王切開も、粉ミルクによる授乳も、乳児期の重篤な感染症治療のために抗生物質を使うのも、すべて赤ん坊の安全を確実に確保するための大切な手段**です。母親の状況はそれぞれです。腸内マイクロバイオームが免疫の発達に重要だと知ったからといって、それらの手段を否定するべきではありません。むしろ、この知識を活用して、代償を上手に軽くする方法を考えるべきです。幸い、そうしたケースでもプロバイオティクス治療によって、健康的なマイクロバイオームと免疫の発達を促せるという研究が進行中です。

たとえ最初に健康的なマイクロバイオームと免疫システムが形成されたとしても、それらがその後も完璧に機能しつづけるという保証はありません。両者は一生を通じて連携しながら、互いのバランスを維持しようと働きつづけますが、そのうえで**もっとも重要なのは腸粘膜での働き**です。

免疫細胞の70～80％が腸に存在する
――最重要防衛ライン

免疫システムは体中で働いていますが、免疫細胞はとくに腸に集まりがちです。第2章では、腸にもっとも多くの神経細胞が集まっていると学びましたが、それに負けず劣らず、なんと**免疫細胞の70～80パーセントが腸に存在する**のです。

免疫細胞がそれほど腸に集中していることは、腸が日々直面している課題を考えれば納得がいきます。食べものには大切な栄養素が豊富に含まれていますが、同時に、危険な病原体――ノロウイルスやサルモネラ菌、黄色ブドウ球菌、リステリア菌、ボツリヌス菌など、さまざまな食中毒を引き起こす有害な細菌やウイルス、寄生虫なども運んでくるのです。

消化の過程で体の奥深くまで運ばれた侵入者は、有害かもしれない以上、体を害さないように封じ込めなければなりません。**腸は有益な栄養素を分離したうえで、有害な細菌やそのほかの病原体を排除しようとします。**脅威を中和して廃棄物として体外に排出してくれたら、百点満点の働きといえるでしょう。

とはいえ、目につく細菌を手当たり次第、無差別に排除するわけにはいきません。腸が正常に機能するには、そもそも大規模な細菌のコロニーの助けが必須であり、有害な細菌を排除しつつも、それらの有益なコロニーは維持しなければなりません。善玉菌と悪玉菌を区別するのは大変な作業ですが、そこは免疫システムとの連携による、あらゆるプロセスとコミュニケーションによって可能になっています。

腸において免疫機能が根城にするのは腸粘膜です。腸粘膜は上皮細胞に縁どられた粘液の層で、腸内の有害かもしれない物質を体のほかの部位から隔離する、障壁としての役割を果たしています。

小腸にはペーパータオルを幾重にも巻いたような筒がありますが、そのペーパータオルの層は腸の外側の層です。大部分がいろいろな筋肉でできており、腸管を通して食べものを絞り出すのに役立ちます。管の中央の空洞、腸管腔は、腸内細菌叢の大部分が生息する場所です。そして、ダンボールのような構造になっている腸管の壁が腸粘膜です。免疫システムは粘膜のなかに陣どり、敵がいないか注意深く見張っています。実際、健康な腸では、有害な細菌はこの保護レイヤーを通り抜けて侵入できないため、すべての免疫反応が粘膜内で行われているといえます。

善玉菌が保護され、悪玉菌が抑制されており、すべてが順調に機能し、腸の健康バランスがとれているときは、腸の恒常性（安定状態を維持すること）が達成されています。しかし、**腸内細菌のバランスが崩れて悪玉菌が増殖しすぎたり、免疫システムに異常が生じたりすると、腸粘膜における重要な連携が壊れてしまう**ことがあります。そうなると粘膜自体が物理的に劣化して突破しやすくなり、有害な病原体が体のほかの部位に侵入してしまうかもしれません。

これがよく恐れられているリーキーガット症候群（正式名称は腸管漏出症候群）であり、近年ますます、心身の健康の敵として認知されつつあります。腸漏れがもたらす害については、まだその一端しかわかっていませんが、**腸漏れの増加は、胃潰瘍から食物アレルギー、糖尿病などの代謝性疾患、炎症性腸疾患やセリアック病などの自己免疫疾患、慢性炎症、がんまで、多くの病気の増加に関連している**と考えられています。第4章で詳しく見ていきますが、腸漏れは体のあちこちで起こる炎症の大きな要因であり、不安症のおもな原因の1つでもあります。

ところで、これらの作用はどれも真空のなかで起こっているわけではありません。

第2章で説明したように、腸内毒素症は、それだけで不安を膨らませてしまう場合があります。さらには免疫機能を阻害し、それによってまた不安が生まれたり助長されたりする可能性があることも理解できたと思います。要するに、腸内や免疫の健康を乱す要因はいずれも、心の健康を乱す要因になりえます。すべてはつながっているのです。

ここでいったん腸は置いておいて、体のほかの部位における精神と免疫の直接的なつながりに目を向けてみましょう。そうすれば、不安が病気を呼び、病気が不安を呼ぶ負の連鎖がどのようにして起こるかが、よくわかるはずです。

不安が病気を呼び、病気が不安を呼ぶ

わたしの患者、アイリーンは一見幸せそうでした。職場の人たちに「ミス・サンシャイン」というあだ名で呼ばれ、ほかの人たちが文句を言うような忙しくてストレスの多い状況でも、笑顔を絶やしませんでした。職場でも家庭でも——毒にしかならな

い上司や非協力的な夫を前にしても、人生に押しつぶされそうになっても、どんな状況でも彼女は明るくふるまいつづけました。

わたしのところへ「仕事のストレス」解消の手立てを求めてやってきたときも、その仮面をなかなか外そうとはしませんでした。彼女が本当は何に押しつぶされそうになっているのかを打ち明けてもらうまでに何か月もかかりましたが、最終的には、彼女を苦しませるいろいろな困難について話してくれるようになりました。

仕事で大きなプロジェクトが始動したとき、彼女はすべてのまとめ役を任されました。人員の管理に加え、膨大な仕事を厳しい納期に間に合わせる責任もありました。ストレスが溜まり、とても厳しい時期だったと言います。ですが、プロジェクトが一段落して落ち着いている時期も、彼女はいつも何かを恐れており、その不安を胸の奥底に閉じ込めようとしていました。わたしの疑いは確信に変わりました。彼女は不安症だったのです。

わたしはセラピーを通して、アイリーンが仕事の忙しい時期を乗り切り、閑散期の不安を手放せるように手助けしようとしました。それによって、彼女が抱えるいくつもの不安の理由を特定し、理解する手伝いをしようとしたのです。しかし、彼女が自分の心と向き合う努力をするのを見守るなかで、1つの懸念が浮上しました。ダイエットしているわけでもないのに、体重が減りはじめたのです。

確かに不安症は食欲減退の原因になりがちですが、アイリーンの場合、それまでそのような傾向はありませんでした。わたしはかかりつけ医に診てもらうようすすめ、彼女はそのかかりつけ医に紹介された専門医の診察を受けました。そこで、彼女は乳がんと診断されました。

わたし自身、がんを患っていた経験から、がんの診断に押しつぶされそうになる気もちはよくわかっていましたが、アイリーンには、再び健康をとり戻すために必要な忍耐力と強さが備わっていることも知っていました。わたしのときは、闘病の経験が結果的に、いまのわたしの仕事の原点である栄養精神医学の原理に導いてくれました。その時点ではまだ、健康的な食生活を送ることが、わたしの免疫にこれほどいい影響を与えていたとは思っていませんでした。

がんを診断されてアイリーンも相当な恐怖を味わったと思いますが、幸い、彼女の病状は対処できるレベルで、化学療法もうまくいきました。回復後も彼女は相変わらず明るい、前向きな態度を貫いていましたが、これほどまで極端に、自己破壊的といってもいいほど感情を抑え込んでしまう癖をなんとかするため、わたしたちはいっしょに戦略を練りました。そして不安をやわらげて免疫力を上げるために、彼女の食生活も変えてもらいました。

アイリーンのがんの直接的な原因を特定する方法はありません。乳がんには多くの要因があり、そのなかのどれが関係していてもおかしくないのです。しかしわたしは、彼女の精神状態が、がんにかかりやすい状態に拍車をかけていたのではないかと思っています。２６１万１９０７人の参加者を平均10年以上にわたって観察した、51件の研究を調査した２０１９年の論文によると、**うつ病や不安症と診断された人は、そうでない人に比べてがんになる可能性が著しく高く、さらにがんによる死亡率も高いこと**が確認されました。

アイリーンの性格特性ががんの原因となったかどうかは定かではありませんが、わたしたちの感情が、免疫に影響を与えることを示す証拠は豊富にあります。たとえば、２０２２年に行われた興味深い横断研究（ある一時点での疾病《しっぺい》と要因の保有状況の調査）では、**うつ病や不安症などの精神疾患を患っていた患者は、そういった病歴のない患者よりも、新型コロナウイルスによる重篤な合併症のリスクが高い**ことが示されています。

ストレスや不安に苛《さいな》まれているときのほうが病気になりやすいというのは、医学の専門家でなくとも想像がつきます。病気に苦しんでいると精神にも負担がかかるのも、納得できるでしょう。職場や家庭で深刻な出来事があり、生活が揺らいだときのような、これ以上ないほど最悪のタイミングで免疫機能が崩壊したように感じた経験は、誰しももっているのではないでしょうか。

しかし、世間でよく言われる、病気にかかりやすくなるという迷信――わたしの大好きな祖母は、雨に濡れると風邪をひくといつも言っていました――とは違い、これは本当にその通りなのです。幸い、精神神経免疫学の分野では、まさにこの関連性を専門に研究している医学研究者たちがいます。

ストレス・不安が免疫機能に害を及ぼす

アイリーンの精神状態に関する悩みは、ストレスと不安という2つの別々の、しかし関連のある問題に根差していました。第1章で触れた通り、ストレスと不安は密接につながっており、両方とも、脳と体において同じ反応を引き起こしますが、決定的な違いがあります。ストレスは、外的な要因によって引き起こされるのです。

彼女の場合は大型プロジェクトがそれに当たり、表面的にはうまく対処していたものの、心身に大きな負担がかかっていました。ストレスはイライラや胃の不調、睡眠障害など、脳や体にさまざまな症状を引き起こします。ですが理論上は、ストレスの原因がとり除かれると症状も消えます。

対して不安は、ストレスによる症状と似たような症状を引き起こしますが、第1章で説明したように、不安は人の内面に根差しているため、具体的に不安になるような出来事が起こらなくとも持続するのです。アイリーンのストレスは不安を増大させていましたが、仕事が落ち着いているときも気もちは落ち着きませんでした。彼女はつねに怯えており、それによって、現実の仕事の状況とは関係なく、体のストレス反応が誘発されつづけていました。

ストレスは中枢神経系と、闘争・逃走反応を制御する自律神経系と、HPA軸（20ページ）を介して免疫系に影響を与えます。HPA軸は、重要なホルモン、なかでもとくに「ストレスホルモン」と呼ばれるコルチゾールの放出を制御しています。コルチゾールは体が急激なストレスを感じたときに急増し、余分なエネルギーを生み出します。

似た作用をもつホルモンにエピネフリン（アドレナリンのこと）などがあり、いずれも危険から身を守るためにとても重要な存在ですが、一方で過剰に分泌されると、体重増加、疲労、高血圧など、さまざまな悪影響があります。また、脅威への対処を助ける多種多様なサイトカインの生成を妨げるなど、免疫系の機能不全の原因にもなりえます。

繰り返しになりますが、ストレス反応で放出されるホルモンは必ずしも悪いものではありません。大きな負荷がかかったとき強く反応できなければ、人類は間違いなくこれほど繁栄できなかったでしょう。しかも、急激なストレスが免疫機能を刺激することを示す証拠もあります。研究によると、短期的なストレスを与えると、ワクチンによって誘発される免疫反応や、腫瘍の治療や手術後の回復時に活性化する免疫反応が強化される場合があるようです。ほかにも、急激なストレスが自然免疫と適応免疫の両方の免疫細胞の機能を強化するという研究もあります。

しかし、急激なストレスは免疫機能に害となる場合が多いのも事実です。医学生たちによる10年に及ぶ研究では、毎年3日間の試験期間中、試験のストレスによって学生たちの免疫力が下がることが判明しました。試験を受けた者たちはナチュラルキラーT細胞の数が減り、免疫力を高めるサイトカインの一種であるインターフェロンγ《ガンマ》の生成がほぼ停止し、さらに感染症に抵抗するT細胞も、通常時より反応が弱くなりました。数日から数か月、あるいは数年にもわたってストレスを感じつづけると、免疫機能があらゆる面で衰えたのです。

アイリーンの治療を通して、不安症患者がこれらの関連性についてもう少し認識することがいかに重要かわかりました。急激なストレスにはいい影響も悪い影響もありますが、長期的なストレスが免疫にとって有害でしかないというのは、研究者たちもみな、同意するところです。

30年にわたる３００以上の研究の調査論文を見ると、**慢性的なストレスは白血球数、ナチュラルキラーT細胞機能、サイトカイン生成など、免疫機能のほぼすべてに重大な損害を与えます。**これは、ストレス反応で放出されるコルチゾールやそのほかの化学物質が、本来は体内に長くとどまるべきものではないからです。それらはあくまで、危険から逃れるためにー時的に、急激に放出されるようになっているだけであり、そのあとは脅威を回避し、ストレス反応も消失することが想定されています。

ところが、ストレス要因に継続的にさらされたり、不安症に脳が騙《だま》されて、まだ発生してもいないストレス要因が迫っているかのように感じたりして、いつまでもストレス反応がオフにならないと、免疫機能は炎症への抵抗力や、脅威に対処するための調整および通信能力を徐々に失っていきます。その事実から、**慢性的なストレスは、感染症、心血管疾患、糖尿病、いくつかのがん、自己免疫疾患、および一般的な虚弱さや死亡のリスクなど、数多くの疾患のリスク上昇と関連づけられています。**

アイリーンのケースに話を戻しますが、わたしのもとへ来るまで、彼女は永遠に終わらないストレスと不安の連鎖に苦しめられていました。仕事でとくにストレスの溜まる時期でなくとも、不安によって彼女の脳はコルチゾールやそのほかのストレスホルモンであふれつづけ、免疫機能が回復する隙がありませんでした。ですから、ストレスホルモンの分泌と炎症の悪化と免疫力の低下の関連性に、不安症がひと役買っていたとしても不思議ではありません。

とある研究では、全般性不安障害の患者は、重要なサイトカインの量が不均衡になりがちだとわかりました。また、別の研究では、全般性不安障害の患者は、心臓病を発症する、もしくは心臓発作を起こす可能性が高めだと発表されています。ほかにも、彼らのT細胞の活動力が低下していることを示す研究もあります。

精神状態と免疫力のつながりをもっとも明確に示しているのは、不安症患者における自己免疫疾患の発生率の高さです。この章の冒頭で触れたメアリーの紅斑の症状が、まさにその一例です。自己免疫疾患とは、免疫システムが、至って健康な細胞を病原体と勘違いして攻撃する病気です。

ループス腎炎もそうですが、ほとんどの自己免疫疾患は慢性的な病気で、確実な治療法はありません。それでも、きちんと治療計画を立てることで、症状を抑えられるケースも多くあります。さまざまな研究で、ループス腎炎や多発性硬化症、関節リウマチなどの自己免疫疾患と、統合失調症や精神症などの深刻な精神疾患との相関関係が示されています。同時に、ストレスや不安症などの、もっと一般的な疾患との相関関係も示されています。

不安と免疫力の低下の関係については、まだ解明されていないことがたくさんありますが、両者の関係が、精神と体全身の健康を結びつける、重要なつながりの1つだというのは間違いありません。

免疫と不安についてのまとめ
――食事こそもっとも強力な治療法である

不安と腸と免疫の関係性についてなんとなく理解できたところで、問題の複雑さと、原因箇所をピンポイントで特定することの難しさがわかってきたのではないでしょうか。ですが、あらためて言いますが、問題の原因箇所を必ずしも特定する必要はないのです。**どこに原因があろうとも、このなかでもっとも強力な治療法は食事を変えることにほかならない**からです。きちんと健康的な食生活を送れば、必ず健康的なマイクロバイオームが育ち、自ずと免疫力が高まり、心も落ち着くでしょう。

この章でたびたび触れたように、免疫が乱れたときに引き起こされるもっとも破壊的な症状の1つが、炎症です。次の章では、慢性炎症の危険性と、不安症との関連についていて見ていきます。

第4章 脳の炎症

あるときアディという名の49歳の男性が、突然の不安症で生活に支障が出ているると、わたしを訪ねてきました。彼はそれまで精神的なトラブルに悩まされた経験はありませんでしたが、最近パニック発作を起こすようになったそうです。

犬の散歩をしているとき、近所の犬とすれ違うたびに心臓がドキドキして手のひらが汗ばみ、リードが滑りそうになるほどだと言います。自分の愛犬が襲われたり、道路に飛び出して車に轢《ひ》かれるんじゃないかという考えや想像が、頭のなかを駆け巡るのです。彼自身、その恐怖が荒唐無稽な妄想にすぎないと理解していました。ほかの犬たちは友好的でしたし、自分の犬もよく訓練された、従順で愛情深いペットでした。

さらに、彼の不安は仕事にも影を落としつつありました。日曜の夜と月曜の朝はとくにひどかったそうです。数々の危機が迫り、解雇につながるような大惨事が起こるという想像が止まりませんでした。繰り返しますが、彼は頭では、それが根拠のない不安だとわかっていましたし、もう20年以上その仕事に従事していましたし、チームにとっても大切なメンバーでした。

彼のパニック発作はひどくなり、1日の大半を、また発作が起こるのではないかと心配しながら過ごす羽目になりました。発作のせいで生活に支障が出ているにもかかわらず、彼は投薬治療は嫌だと言い張り、厄介な発作が当たり前になってしまう前に、このメンタルの問題の解決方法を見つけたい一心でした。

Column

パニック発作とは？

パニック発作とは、以下の症状のうち4つ以上が当てはまる状態を言います。

発汗／震え／ふらつき／現実感消失（夢のなかやトランス状態にあるかのような感覚）／心拍数の上昇／吐き気／チクチク・うずうずなどの異常感覚／息切れ／死への恐怖

／理性を失うことへの恐怖／悪寒／窒息／胸痛など

たとえ発作からすぐに回復したとしても、専門家に助けを求めるべきです。パニック発作は予期せず再発することがあり、パニック障害にかかった人は、同時に、失業やうつ病、薬物乱用、自殺願望などに悩まされるケースが多いのです。さらに、胸痛のような症状が出た場合は、心臓発作を起こしている可能性もあるため、緊急治療室または救急医療で専門家の診断を受ける必要があります。安易にパニック発作だと思い込まず、用心するに越したことはありません。

アディに気分の変化について聞いたとき、彼は、50歳の誕生日が近づいているせいで、老化や死に対する不安が湧き起こったのではないかと推察していました。また、1年前に母親が亡くなり、彼の人生にぽっかりと大きな穴があいたようだとも言っていました。彼は結婚歴がなく、10代のころに父親を亡くして以来、母親と2人で暮らしてきたのだそうです。母親の愛情と、ともに暮らした日々が恋しく、悲しみをなかなか昇華できずにいました。

わたし自身、家族とは深い絆で結ばれているので、アディの痛みはとてもよく理解できましたし、家族の死という大きな喪失がもたらす精神的負荷を軽視するつもりは、微塵《みじん》もありませんでした。彼は、いちばん激しく揺さぶられたときの悲しみの感情はもう過ぎ去ったと言い、パニック発作が、母親の死に対する悲しみと直接関係しているとは思えないと言っていました。それでもわたしは、喪失の痛みが彼にとって、立ち直って前に進むのに大きな障害となっているという話をしました。

ただ、どうもそれだけではないような気がしました。さらに詳しく話を聞くうちに、母親の死によって心の拠《よ》りどころが失われただけでなく、食生活にも大きな変化があったことが判明しました。家事や食料品の買い出しはアディが手伝っていましたが、料理はすべて母親が行っていました。母親を亡くしてからというもの、以前の習慣をそのまま続けることが苦痛になったため、食料品の買い出しをほとんどしなくなり、たまにしたときも、体にいい食材を母親がつくっていたようなヘルシーな料理にする方法がわからなかったと言います。彼は途方に暮れ、テイクアウトやお菓子に頼って、気もちを落ち着かせようとする悪循環に陥っていました。

彼の食生活と、不安の兆候を照らし合わせると、どうも慢性炎症によって症状が悪化しているように思えました。わたしは、炎症を引き起こす食事は危険だと説明しました。おそらく、脅威がいつまでも去らないので、体がつねに免疫反応を起こす信号を送りつづけており、そのせいで脳が混乱しているのかもしれないと。彼の保険では炎症の血液検査はカバーされていませんでしたが、そもそも検査の必要はないと伝えました。単純に、元の食生活に近づけ、抗炎症食品を積極的にとることで、暴走している免疫反応を制御し、体と脳を安定させるだけでよかったのです。

食生活の変化と発作の発症のタイミングがはっきりしていたため、治療計画はシンプルでした。まずは、ファストフードチェーンでよく使われる精製糖と加工植物油を制限しました。加えて、彼は手料理に戻れるように料理教室に通いはじめ、料理のレパートリーを増やし、昔から好きで母親がよくつくってくれた料理も教わりました。

料理教室は、人と交流して親しくなる機会にもなりました。アディはすぐに、料理をセラピーの一種ととらえるようになりました。栄養をとりつつ、リラックスもできるセラピーです。料理は彼にとって、新しいことを学びつつ、母親が遺してくれたものを大切にし、そして料理を通して母親が与えてくれた愛情と優しさを深く実感できる時間となりました。

3か月が経つころには、アディは症状がかなりよくなっていることを自覚しました。パニック発作はなくなり、心配事も大幅に減りました。自分で3食分の献立を立ててローテーションを組めるようになり、時間がないときはヘルシーなサラダをつくれるようになりました。仕事の昼休みにファストフードを食べたくならないように、食事をきちんと用意する習慣も身につけました。

料理教室にも通うかたわらオンラインの料理クラブに参加し、交友関係をつくることで孤独が薄れてきました。さらにランニングマシンを購入し、日常的に運動もするようになりました。アディはゆっくりと、しかし確実に母親の死を受け入れ、以前の自分をとり戻し、精神的にリラックスできるようになったのです。

慢性炎症について理解を深めると、食生活と免疫システムと不安が複雑に絡み合っているのが見えてきます。2010年に発表された、精神神経免疫学者ジャニス・キーコルト＝グレーザー氏の調査論文では、これらのプロセスがいかに密接につながっているか、概要が説明されています。**不安は不健康な食生活を促し、不健康な食生活は炎症を悪化させ、炎症はさらなる不安を引き起こします。**この章では、この複雑な関係性を解き明かし、食事で心を落ち着かせる方法をまた1つ学んでいきましょう。

炎症とは何か？

——死亡原因の74%が炎症に関係している

炎症がもたらす体への悪影響については、聞いたことがあるでしょう。近年、炎症は医学的な脅威のランクがどんどん上がり、流行語と言ってもいいくらいです。朝のテレビ番組や書籍、そしてもちろんインターネットやＳＮＳには、体内の炎症に対抗するためのアドバイスがあふれています。

このように注目されているのには、それだけの理由があります。**心臓病、脳卒中、糖尿病などの慢性炎症性疾患は、世界でもっとも一般的な死亡原因**だからです。世界保健機関（ＷＨＯ）は、**すべての死亡原因の74パーセント、そして70歳未満の死亡原因の86パーセントが、非感染性疾患によるものだとしており、その多くが、炎症に関係している**と推定しています。また、最近の研究では、炎症が精神疾患を引き起こす鍵となっていることもわかってきています。

炎症が一般的に話題に上るようになってきたおかげで、患者と話をするとき、多少は炎症の概念を知っている前提で話を進められます。しかし、聞いた内容をすべて理解して受け止めようとすると、いっぱいいっぱいになってしまう人も少なくありません。炎症は非常に大きなトピックであり、体にありとあらゆる害を引き起こすので、具体的なところまで細かく理解しようと思うと大変なのです。流行語になった裏で、炎症が体にどんな影響を与えるか理解し、心の健康改善のために、それらの情報をつなぎ合わせられるようになってほしいと切に願います。

炎症が悪いのは明白ですが、その理由を理解するにはもう少し学ぶ必要があります。事を複雑にしているのは、**炎症が必ずしも悪いわけではない**という事実です。

実際、もっともよく知られている炎症は、たとえそうは感じなくても、体にとって有益な現象なのです。たとえば紙で指を切ったり、虫に刺されたり、足首を捻挫したりといったケガのあとに生じる赤み、腫れ、痛みはすべて、急性炎症の兆候です。第3章で触れたように、急性炎症は免疫システムがよく使う手段の1つです。**炎症は血管を拡張し、損傷した組織への血流を増加させ、白血球を大量に流入させることで、侵入してくる病原体に不利な環境をつくり出します。**また、炎症は免疫細胞にさまざまな利点をもたらし、いろいろな方法で治癒を促します。ケガだけではありません。

急性炎症は病気と闘うのにも役立ちます。病名に「～炎」とつく病気は、何かしらの炎症を引き起こします。結膜炎（別名ピンクアイ）なら目の炎症、気管支炎なら気道の炎症、皮膚炎なら皮膚の炎症といった具合です。

急性炎症はほとんどの場合、痛み、かゆみなどの不快感を引き起こします。そのため、急性炎症を引き起こす病気やケガの治療はたいてい、炎症を軽減し不快感を減らすための治療になります。たとえば足首の捻挫なら、氷を当てて腫れを抑えるでしょう。ですが炎症が、体の修復プロセスの一部として重要だという事実は変わりません。それ以上に**忘れてはならないのは、炎症は一時的な症状であるべきということ**です。免疫システムが自ら、あるいは医療処置の助けを借りて問題を修復したのち、炎症は治まり、体は正常な機能をとり戻します。

もしそこで、炎症が治まらなかったらどうなるでしょう。足首の捻挫や紙で切った傷は簡単に治りますが、なかなか解決できず、炎症が長引く病気もあります。それが何か月も続くと慢性炎症と見なされ、目立たないところで破壊的になります。慢性炎症はサイレントキラーです。

慢性炎症性疾患のなかには、関節が腫れて痛む関節リウマチや、胃腸障害をともな

うクローン病など、明らかな症状をともなうものもありますが、これらは例外で、ほとんどは自覚症状がありません。**心臓発作や脳卒中、そのほか治療が難しい重篤な疾患を発症するまで慢性炎症の存在に気づけない場合も多い**のです。アディのケースで見たように、**慢性炎症は不安症の要因**にもなります。これまで何十年も健康的な精神状態を維持してきたのに、突然パニック発作を発症することがあるのです。

慢性炎症にはさまざまな原因があります。たとえば慢性疲労症候群のように、細菌や真菌に感染したあと、それらが完全に根絶されずに体の組織に残っていたせいで、継続的に免疫反応を引き起こし、慢性炎症になるケースもあります。もしくは、第3章で説明したように、体が誤作動を起こして自分の組織を攻撃してしまう、ループス腎炎のような自己免疫疾患が原因となる場合もあります。それ以外にも、アディのように不適切な食生活のなか不健康な食品をとりつづけることで、慢性炎症にかかる人もいます。食事との関連については、この章の後半で詳しくとり上げます。

原因がなんであれ、慢性炎症は体に重大な損傷を与える可能性があります。免疫反応を維持しつづけるには大量のエネルギーを消費するため、体のほかのもっと重要な機能に割くエネルギーが不足し、免疫機能の効果が薄くなってしまいます。そもそも、臓器は長期間、過酷な炎症反応に耐えられるようにできてはいません。もともと治癒を助けるために設計されていたはずの白血球は破壊者となり、体内の組織を損傷します。時間が経てば経つほど損傷は積み重なり、メタボリックシンドローム（第6章で詳しく説明します）や、心臓病、がん、アルツハイマー病のような神経変性疾患、そしてこの章でとり上げる、不安症のような精神疾患の根本的な原因となるのです。

炎症の血液検査は必要？

慢性炎症は、見たり感じたりして確かめることがなかなかできないので、もっとも確実な確認方法は血液検査です。それによって、炎症反応中に血液中に現れる化合物である、炎症マーカーの値を測定できます。おもな炎症マーカーの多くは、第3章で登場した免疫システムのメッセンジャー、サイトカインです。サイトカインにもいろいろな種類がありますが、よく参照されるのは、インターロイキン6と呼ばれる、体全体に病原体に関する警告を送るサイトカインです。サイトカイン以外の炎症マーカーには、肝臓で生成され、不安症に関する研究で重宝されている、C反応性タンパク質をはじめとしたタンパク質があります。

炎症の血液検査は、従来の血液検査の一環として定期的に行われてはいませんが、統合医療や機能性医療の医師の間では広まっており、炎症研究にも広く使われるようになってきています。ですが、その有用性については、医学界では意見がわかれるところです。この検査では炎症の存在は確認できるものの、原因を特定するまでは行かず、急性炎症と慢性炎症の区別もつきません。したがって、炎症マーカーの検査が陽性だったとしても、炎症の原因と範囲は推測するしかないのです。

わたしはいつも、臨床で見られる症状と検査データとのギャップを、できる限り合理的な推測で埋めていく方法をとっています。たしかに、「推測するな、検査しろ」というアプローチが正しいときもあります。たとえばビタミン欠乏症が疑われる場合は、必ず検査をします。しかしアディのケースを見てわかるように、炎症検査が必須というケースはほぼありません。わたしが推奨する食事療法が低リスクなのも一因です。**高価な血液検査を繰り返して決定的な答えを得られないよりも、食生活を変えて、症状がどう変化するか見たほうがいい**とわたしは考えています。

炎症と不安
――不安症と炎症マーカーの値は相関する

いったん、ここまでで炎症についてわかったことを振り返ってみましょう。体の防御プロセスは、実際の脅威がなくても持続し、保護すべき体に大損害を与えることがあります。どこかで聞いたような話ではありませんか？　覚えがあるはずです。なぜなら、第1章で学んだ、不安症の基本的なパターンと同じだからです。

慢性炎症は、急性の原因がないにもかかわらず免疫反応が持続している状態。不安症は、具体的な脅威がないにもかかわらず恐怖反応が持続している状態です。どちらも体の防御機能が行きすぎて、かえって害を及ぼしている状態なのです。

もちろん、こんな哲学的な類似性よりも、両者が密接に関係しているという確固たる科学的根拠のほうが重要です。両者のつながりを示すもっともシンプルな証拠は、多くの研究で、さまざまなタイプの**不安症に苦しむ患者の炎症マーカーの値が、総じて高い**と示されていることです。

たとえば、2018年に発表された41件の研究を対象にした調査論文では、不安症患者は、健康な人たちに比べて、炎症を誘発するサイトカインの値が高いことがわかりました。加えて2019年の調査論文では、全般性不安障害患者のC反応性タンパク質の値が、基準値をかなり上回ることが判明しました。2022年の研究では、全般性不安障害患者だけでなくパニック障害患者にも、同様の関連性が示されています。また、UKバイオバンクと呼ばれるイギリスのデータベースのうち、14万4890人の患者を対象とした2021年の研究では、うつ病や不安症の患者は、インターロイキン6とC反応性タンパク質の値が上昇するという、似たような結果が発表されています。うつ病を中心とした研究でも、多くが同様の結果を示しています。

不安症と炎症マーカー値上昇の相関関係は、偶然とは思えないほど一貫していますが、因果関係について読みとれることはあまりありません。不安症が炎症を引き起こすのか、それとも炎症が不安症を引き起こすのか。現時点でわたしたちが参照できるいちばんまともな証拠によると、双方向の関係にあると推察できます。

体内の炎症が、脳内の不安を誘発することを示す証拠があります。動物実験で、マウスに炎症性サイトカインを投入するテストが行われました。疑似的な炎症の再現により、マウスはうつ病や不安症の症状を見せるようになりますが、抗炎症性サイトカインで治療すると、症状は治まります。人間を対象にした調査では、病気による炎症によって、患者の気分が変化する可能性が示されました。その変化は「病時行動」と呼ばれ、うつ病や不安症をはじめ、精神にマイナスの影響をもたらします。

一方で、第3章で説明したように、慢性的なストレス反応は炎症のおもな原因の1つと見なされています。コルチゾールやアドレナリンなどのストレス化学物質は、短期的には有益ですが、長期間大量に存在しつづけると有害になることは、すでに説明しました。慢性的にストレス反応が持続すると、慢性炎症の原因になります。

ストレスと不安はまったく同じものではありませんが、不安は、ストレス過多で体にかかる負荷を助長し、長引かせる場合があります。さらに、不安などのネガティブな感情は、傷の治癒を遅らせ、炎症が長引くリスクを高めるとされています。さらに、精神的な問題が発生すると、ほかに炎症の原因がない状態でも、炎症性サイトカインの生成量が増えるといいます。つまり、**脳が不安になると、体内で炎症が発症したり、悪化したりする可能性がある**のです。

炎症と精神状態の関係を裏づける確固たる研究はあるものの、炎症が不安を悪化させたり、不安が炎症を悪化させたりする正確なプロセスを把握するという意味では、まだまだ研究は進んでいません。

炎症性サイトカインがある状態で、脳の反応を画像で観察する研究があり、それにより、炎症マーカーが神経伝達物質のバランスを乱し、セロトニン、ドーパミン、GABAなどの重要な化学物質が減る可能性があると発見されました。この現象は、腸内毒素症がそれらの化学物質不足を引き起こし、脳内の化学物質のバランスを崩すのと似ています。とくに中枢神経系の炎症は、第1章でも触れた、不安症に深く関与している扁桃体を過敏にするとともに、気分や、脅威への反応に関与する脳のほかの部分も過敏にします。

これらの関連性を考えると、不安症やそのほかの精神疾患の治療法として、将来的に炎症を軽減する治療法をとり入れることに大きな可能性を感じます。実際、一部の研究者は、フルオキセチン（商品名：プロザック）やエスシタロプラム（商品名：レクサプロ）をはじめとした、選択的セロトニン再とり込み阻害薬（SSRI）の抗炎症効果が、不安症に効果的かもしれないと考えています。

精神疾患の治療を目的としない抗炎症薬でも、効果を得られる場合があります。

２０２０年に実施された、がん患者の精神疾患に対する、有名な抗炎症薬アスピリンの有効性に関する研究を見てみましょう。がんと診断された31万６９０４人のうち、５６１３人が診断の1年後にうつ病、不安症、またはストレス関連障害と診断されました。しかし調査の結果、定期的にアスピリンを服用していた（通常は心臓発作や脳卒中の予防として服用されます）患者は、ほかの患者よりも不安やうつ病の発生率がかなり低いことがわかりました。

わたしは何も、不安症に悩むすべての人は、いますぐアスピリンを服用しはじめるべきだと言っているのではありません。一見無害に見える市販薬でも、合併症や副作用の可能性は十分にあります（アスピリンを毎日服用すると血液が薄まり、消化管から出血する場合があります）。不安症と炎症の正確な関係性を解き明かし、抗炎症薬を中心とした治療の有効性と安全性を判断するには、さらなる研究が必要です。

それはそうと、慢性炎症のおもな原因の1つが、不健康な食生活であることはすでに明らかです。そして炎症を軽減する最善策の1つは、抗炎症食品をたっぷり使った、健康的な食事をとることです。不健康な食生活が炎症を悪化させ、炎症が不安症を悪化させるのなら、抗炎症食をとれば不安と戦えるはずです。食べものが炎症を悪化させる仕組みについて詳しく説明する前に、わたしたちの精神にとって脅威となる、もう1つのタイプの炎症についてとり上げたいと思います。

神経炎症（脳と脊髄の炎症）の危険性

ここまでは、体のどこにでも起こりえる慢性炎症——医学的には抹消炎症と呼ばれる——について説明してきました。それとは別に、神経炎症と呼ばれる、脳に関係する特別な種類の炎症があります。その名の通り、**神経炎症は脳と脊髄からなる中枢神経系を中心に起こる炎症**です。食べものに混じって侵入する微生物に対処するべく、日頃から十分に備えている消化管とは異なり、中枢神経系はそもそも危険な病原体と接触するような設計にはなっていません。つまり、神経炎症になるということは極めて深刻な状態であり、脳を守るために講じる最後の手段といえます。

体のほかの部位の炎症と同じように、中枢神経系の炎症も最初は、有害な侵入者を撃退するためにチームを派遣するところからはじまります。神経系でもっとも重要な役を任されている免疫の兵士は、ミクログリアと呼ばれる楕円形の細胞です。ミクログリアは、脅威を監視したり、サイトカインを生成したり、有害な病原体や損傷した細胞を貪食するマクロファージのような働きをしたりなど、神経系の免疫としていくつかの役割を果たします。異常を検知すると、強力な炎症反応を起こして問題の解決に乗り出すのです。

神経系の炎症もまた、ほかの部位の炎症と同じように、有益であると同時に有害でもあり、とくに長期的に持続するのは避けたい事態です。急性炎症と同様に、脅威が中和されたら炎症反応がオフになり、中枢神経系のニューロンも、考えたり感じたり知ったり動いたり反応したり対処したりといった、通常業務に戻れるのが理想です。慢性的に毒素にさらされたり、免疫システムに混乱が生じたりして、神経炎症がいつまでも治まらず拡大でもしたら、深刻な問題に発展する可能性があります。

抹消炎症と同じく、**ストレスは神経炎症のおもな原因**で、扁桃体や海馬、そのほかの不安を感じる部位において、ミクログリアの働きを過剰に活性化させます。ミクログリアの活性化は、不安症、うつ病、アルツハイマー病、パーキンソン病、多発性硬化症、筋萎縮性側索硬化症（ＡＬＳ）など、数多くの深刻な神経疾患と関連づけられています。あらためて言いますが、これはまだ新しい研究分野なので、神経炎症の脅威の完全な理解には程遠いと感じています。

興味深いことに、最近の研究で、**食事が神経炎症の重症度に実際に影響を与え、不安をやわらげ、そのほかの長期的な神経疾患のリスクを軽減する可能性がある**と示す研究があります。その研究では食品そのものよりも、いつどれくらい食べるかということに焦点を当てており、1日の食べる量を減らすか、食べる時間帯を制限するかして、食事制限の影響を調査しています。断続的な断食プランの可能性については、第12章で詳しく説明します。

アレルギーとマイクロバイオーム
——食事が炎症を悪化させる

わたしが医学部生だったころ、ピーナッツアレルギーの友人がいました。当時、彼女がピーナッツに一切触れないよう、細心の注意を払っていたことに驚かされたのを覚えています。彼女は、たとえお菓子にピーナッツそのものが含まれていなくとも、調理段階で二次汚染される可能性があると知っていたので、ほとんどすべての焼き菓子を避けていました。また、家のなかにピーナッツやピーナッツバターを置かないというルールに同意しない人とは、ルームシェアしませんでした。さらに、臨床業務中、ピーナッツやほかのスナックがそばにない状況でも、白衣のポケットにはつねにエピペン（アナフィラキシー用緊急注射キット）を忍ばせていました。

彼女の徹底的に自分を守ろうとする努力をわたしは尊敬していましたが、食事の選択がときに壊滅的な影響をもたらすという研究にキャリアを捧げるまで、本当の意味では、彼女が立たされている状況の過酷さを理解していなかったと言わざるを得ません。食べるという単純で楽しいことが、文字通り致命的な副作用をもたらすかもしれないのは、非常に恐ろしい体験です。ほとんどの人は重度の食物アレルギーをもっていませんが、その恐ろしさを理解できれば、わたしたちの体が有害な食品を拒絶する理由も、自ずと理解できるでしょう。

食べものは基本的に、わたしたちと同じ構成要素でできています。消化プロセスでは、食べものを基本成分に分解し、栄養素とエネルギーに変換します。しかし一部の人は、体がこれらの化合物の一部を有毒であると誤認し、拒絶します。免疫システムは、マスト細胞（肥満細胞）と呼ばれる特殊な細胞に警告を発し、それを受けてマスト細胞は、蓄えていたヒスタミンと呼ばれる免疫化学物質を放出します。ヒスタミンはさまざまなアレルギー症状を引き起こす可能性があり、たいていは炎症がひどくなります。そしてこの章で学んだ通り、炎症が悪化すると不安症も悪化します。

そういう意味では、食物アレルギーは2つの方法で不安を引き起こす可能性があります。食物アレルギーのある人は、アレルギー食品を避けようとして、強い不安を抱えるようになるかもしれません。または、食物アレルギー反応が慢性炎症を誘発し、不安症を引き起こすかもしれません。さらに、食物アレルギーによる炎症は、ミクログリアの増殖と、脳内の炎症マーカーの出現を促すため、神経炎症の直接のリスク要因とされています。ですから、重度の食物アレルギーと聞くとアナフィラキシーやそのほかの深刻で致命的な症状と関連づけられますが、それほど極端ではない食物アレルギーでも、メンタルに長期的な影響を及ぼす可能性があるのです。

食物アレルギーはアメリカではかなり一般的で、成人の10パーセント以上が食物アレルギーと診断され、約20パーセントが食物アレルギーを自己申告しています。ちなみにこの食い違いは、一部、食物不耐性（特定の食品を消化できない状態）や、アレルギーと食物不耐性の定義と測定方法の違いによって生じた可能性があります。

さらに、過去10年ほどで食物アレルギーの発生率は大幅に増加しています。その理由についいては、科学的にいろいろと議論されていますが、**腸内マイクロバイオームも要因の1つ**のようです。第3章で説明したように、腸内マイクロバイオームは免疫システムの発達において非常に重要ですし、研究によって、食物アレルギーのある人とない人では、腸内マイクロバイオームの構成が異なることが明らかになっています。

腸内マイクロバイオームは、食物アレルギーのない人でも、炎症に深くかかわっています。腸内微生物叢、免疫システム、精神状態の相互作用を考えると、腸が炎症反応に関与しているのも、そう不思議ではないでしょう。これまで見てきたように、マイクロバイオームの細菌構成は、腸が炎症を促す環境になるか、それとも炎症を抑制する環境になるかを左右します。

2021年の研究では、植物性の食品と魚を中心とした腸に優しい食生活のほうが、腸によくない加工食品や不健康な動物性脂肪、砂糖などを中心とする食生活に比べて、炎症の度合いが低くなることがわかりました。健康的な食生活を続けると、短鎖脂肪酸（SCFA）の生成を助ける細菌が繁殖し、栄養の代謝も促進されました。

一方で不健康な食生活は、免疫反応を引き起こして炎症を誘発する毒素を生成する細菌の、過剰増殖につながったのです。

悪玉菌の過剰増殖は、第3章で触れたリーキーガット症候群（腸漏れ）を引き起こす場合もあります。おさらいすると、腸漏れは、腸内マイクロバイオームの乱れによって発生した毒素が腸の粘膜を損傷することで、有害な病原体が損傷部から侵入できるようになる症状です。ひとたび病原体が侵入すると、免疫システムは体にダメージを与えられる前に封じ込めようと躍起になります。そして、防御の第一線として炎症が増えるのです。しかし、腸内マイクロバイオームがつねに乱れており、腸漏れの対処が追いつかなくなると、体内では、絶え間なく侵入してくる病原体と戦い続ける日々を強いられます。要は、慢性炎症と不安症のための舞台が整ったということです。

炎症の軽減はすなわち不安の軽減

過去10年で、腸とメンタルの健康のつながりについて解明が進んだように、これからの10年で、炎症と不安症の関係がもっと解明されるでしょう。炎症と不安症の両方に対する理解が深まれば、炎症の治療を通じて不安症を治療する方法が、新たに確立されるはずです。もちろん、わたしたちの健康を脅かす数々の炎症性の病気についても、解明が進むでしょう。ですがいまのところ、**炎症を抑えるためにとれる最善策は、炎症を引き起こす食品を避け、炎症を抑える食品を優先的にとる食生活を送ることです。**

炎症を抑える具体的な食生活については第2部でとり上げますが、次の2つの章では、消化プロセスのはじまりと終わりに着目して、食事と不安のつながりについて、さらに詳しく見ていきます。まずは、食事量と食欲を調節する重要なホルモン、レプチンについて説明します。次に、代謝について――食べものからエネルギーをつくり出す仕組みを学びます。そしてそのプロセスがうまくいかないと、どのようにして精神に深刻な脅威をもたらすかを見ていきましょう。

第5章 不安と食欲ホルモン「レプチン」

仕事でストレスが溜まる経験は誰しも覚えがあるでしょう。朝、おそらく布団から出るより先にメールをチェックした瞬間から、その日の予定がすべて崩れていきます。何時間も問題の対処に追われ、気難しい人たちの相手をしなければなりません。嫌な仕事が降って湧くたびにパフォーマンスが落ちていきますが、それでもやり遂げるほかありません。

そうしてやっと1日を終えたころにはどっと疲れ、無力感に襲われ、途方に暮れます。そして、食事を一切とっていなかったことと、トイレに立つ以外、家の仕事スペースから出ていないことを思い出すのです。ソファに倒れ込み、天井を見つめ、ドキドキと速い鼓動を聞きながら脳と体が落ち着くのを待ちます。横たわりながら、ふと夕飯とワインについて考えはじめます。グラス1杯では足りません。キッチンの戸棚を開けて、何を食べようか考えていると、インスタントのマカロニチーズの箱が目に入りますが、いまはダイエット中で、精製された炭水化物と脂肪たっぷりのメニューを食べるべきではないとわかっています。

夕飯はヘルシーなサラダにしようと決心するや否や、携帯電話にメールが届きます。それは上司からで、1時間後に電話してもいいかという内容です。説明は一切なく、何か問題が起こったのかなんなのかもわかりません。それを受けて、頭がフル回転しはじめます——いったいどんな用件だろう？　重大な話に違いない。翌日まで待てないほどの悪い知らせとはなんだろう？　ひょっとしてクビになるのだろうか？あるいは部署自体が解体され、全員解雇されるのだろうか？　本来パニックになる理由はないはずですが、オンラインで仕事をしていると、定時に退社して今日の仕事は終わり、という明確なラインがなくなりがちなのでうんざりします。仕事が時間の制限もなく続き、プライベートの時間にまで侵食するのです。

時計を見ます。1時間というのは大した時間ではありませんが、突然それが永遠のように感じられ、上司がいったいどんな用事で電話をかけてくるのか、ぐるぐると考え込んでしまいます。少なくとも夕飯を食べる時間はあるので、再びキッチンの戸棚に向かいますが、いまはヘルシーな食事にこだわっている場合ではないように感じます。そこでマカロニチーズと、ガーリックバターに浸したバゲット、おまけに、セール中につい買ってしまった冷凍ピザを用意します。あっという間に平らげてしまうと、そこでちょうど携帯電話がメッセージを受信しました。再び不安が渦巻きます。上司が電話を待っています。

いったいどこで間違えたのでしょう。不健康な食事を選んでしまったことは自覚していますが、まるで脳が突然、理性的な判断力を失い、本能に支配されたかのような感覚でした。部分的には、純粋に都合がよかったというだけのことかもしれません。ヘルシーな食事を用意するより、ジャンクフードのほうが簡単で便利だったと、判断を正当化するでしょう。

しかし何よりも1つ、根本的な真実があります。人はストレスや不安を感じると食欲が増し、とくに高カロリーで、炭水化物、脂肪、砂糖をたっぷり含んだ、満腹感のあるコンフォートフード（家庭料理や甘いお菓子など、ほっとする食べもの）を食べたくなるのです。こういった食べものが「コンフォートフード（心地いい食べもの）」と呼ばれるのにはそれなりの理由があり、感情が落ち着かないときに脂肪分の多い甘い食べものを口にすると、一時的に気分がよくなると科学的に証明されています。

この因果関係について、医学研究者たちはレプチンというホルモンを通して研究してきました。レプチンは１９９４年に発見されて以来、食欲に関する研究の中心的存在となっています。脳と体がどのように空腹を知らせたり、体が必要としている食べものを伝えたりするのかを理解するためには、レプチンの存在は避けて通れません。最新の研究では、不安と食べものの関係に、レプチンが深くかかわっているとされています。

レプチンとは？
――脳に食べすぎないよう伝えるホルモン

レプチンとは、白色脂肪組織――医学用語で、大人の体に蓄積される脂肪といえば、ほとんどがこの組織のことです――から分泌されるホルモンです。一般的には脂肪組織は悪者扱いされていますが、人間の体が健康的に、正常に機能するためには、相当な量の体脂肪が必要です。脂肪組織は長らく、体を寒さから守ったり、余分なカロリーを蓄えたりといった役割をもつ、不活性なものだと考えられてきましたが、最近の研究ではじつのところ、全身に影響を及ぼすホルモンを分泌する、本格的な内分泌器官であると示されています。**レプチンはそんなホルモンの1つで、満腹感を誘発し、脳にもう十分食べたことを伝えるのがおもな機能**です。

基本的なところで言うと、レプチンは、体が貯蔵しているエネルギーの長期的なニーズに対して、一種のサーモスタットのような働きをします。レプチン濃度が上がると食欲が減り、下がると食欲が増します。つまり、脂肪組織が多く、すでに十分なエネルギー貯蔵量がある場合はレプチンが多めに生成され、脳に食べすぎないように伝えます。反対に脂肪組織が足りない場合はレプチンの生成が抑えられ、体が飢えないように栄養の摂取を優先するよう、脳に信号が送られます。

脂肪の貯蔵量を長期的に管理するうえで、レプチンはさらに、1度の食事で食べる量や何を食べたいかにまで影響を及ぼします。とくにストレスが溜まったときは顕著に影響が表れ、急激なストレスを感じたあとはレプチンの濃度が下がることが、数多くの研究で明らかにされています。つまり、**ストレスや不安を感じていると、食事をしても脳が満腹感を感知しにくくなる**のです。

また、レプチン濃度が下がると、心を落ち着かせてくれるコンフォートフードを食べたい衝動に駆られ、そしてストレスを感じているときにレプチン濃度が上がると、コンフォートフードの摂取量が減ることがわかっています。ただし、体重が増えすぎてレプチン濃度が過剰に上がると、レプチン受容体が手一杯になり、レプチン抵抗性という状態になってしまいます。こうしてレプチンが正常に機能しなくなると、たとえレプチンが十分分泌されていても、満腹にならずつい食べすぎてしまうのです。

食欲を制御する重要な役割を担っているレプチンが乱れれば、どんなにすばらしい食事プランを立てても、実行できず台無しになってしまうのが目に見えています。そのうえ研究が進んだおかげで、レプチンが食欲の制御以上に、体にさまざまな効果をもたらすことがわかっています。いまやレプチンは、心臓血管系、胃腸系、腎臓系、免疫系、結合組織に影響を及ぼす、まさに頭からつま先まで全身に作用するホルモンであると知られています。ですが**何より重要なのは、レプチンの脳への影響です。これは食べものと不安症のもう1つの無視できないつながりに関係しています。**

Column

性別によるレプチン濃度の違い

レプチンが発見されてから程なくして、女性の血清レプチン濃度が男性に比べて著しく高い傾向にあることがわかりました。だいたい、3〜4倍にも上ります。

女性は男性よりも体脂肪率が高くなりがちなので、脂肪組織の違いによるものと思われそうですが、実際は体重や体脂肪率の違いにかかわらず、同じ傾向が見られます。また、女性の脳はレプチンの影響を受けやすく、肥満かつレプチン濃度が異常に高い状態で比べると、女性よりも男性のほうがレプチン抵抗性をもちやすいようです。

この差についてはいろいろな説があります——男性でも子どもと老人はレプチン濃度が女性のように高めになりがちなため、男性ホルモンが高いとレプチン濃度が下がるという説、男女で体組成《たいそせい》が異なり、脂肪とひと口に言っても男性は内臓脂肪、女性は皮下脂肪がつきやすく、内臓脂肪はレプチン生成率が低いなどの説です。いずれにせよ重要なのは、男性は女性と比べてもともとレプチン濃度が低い、あるいは脳がレプチン抵抗性をもちやすいために、レプチン関連の問題にさらされやすいということです。

この差のせいで、多くの研究結果に男女の違いが出たり、片方の性別だけに焦点を当てることを余儀なくされたりと、レプチン研究自体にも影響が出ています。しかし、たとえ男女でレプチンの影響度に差があるとしても、レプチンの基本的な役割や、精神状態との重要な関連性に違いはありません。ですから、性別にかかわらず、誰もがその影響について把握すべきなのです。

レプチンと不安

――レプチン濃度の低下が不安障害につながる

ここまで学んできたことを踏まえると、食べすぎ――とくに脂肪や糖分の過剰摂取――が不安を増大させる仕組みも、なんとなく予想できるのではないでしょうか。こういった不健康な食生活は、第2章で見た腸内毒素症を引き起こしやすく、それによって脳内の化学物質のバランスが崩れます。その結果、第3章で見たように免疫機能が阻害され、第4章で学んだ慢性的な炎症につながります。あらためて言いますが、すべての仕組みは密接に結びついているため、問題が起こった際、大本の原因箇所を正確に突き止められないケースもあります。

たしかにレプチンの乱れは不健康な食生活を引き起こす要因になりますが、それだけではありません。**レプチンは脳に影響を及ぼすため、不安の直接的な要因になっているとする説が有力**になっています。レプチンには脂肪の貯蔵を管理し、食欲を調節する働きがありますが、それには、脂肪細胞から出発して体全体を循環しながらエネルギーの蓄えを監視し、その情報を脳に伝達して食欲調節の指示を出すという、複雑な伝達プロセスが絡んでいます。脳内では、脳幹、視床下部、扁桃体を介して情報が伝達されます。そして第1章で説明したように、視床下部と扁桃体は、やる気、報酬や動機、恐怖反応、闘争・逃走反応などの処理を制御する場所で、不安の温床《おんしょう》です。

多くの研究で、レプチンは正常に機能すると、脳のこれらの場所に鎮静効果をもたらし、不安を軽減するのにひと役買うとされています。たとえば動物を使った実験では、レプチン濃度が上がると、一般的な抗不安薬のフルオキセチン（プロザック）を投与したときと同じように不安行動が減る結果になりました。同様の結果が人間でも確認されており、男女両方を対象とした研究では、**レプチンの値が高ければ高いほど、不安が軽減される**ことがわかりました。

セマグルチドは、オゼンピックおよびウゴービという商品名で販売されている薬です。肥満症の治療薬として開発されたこれらの薬は、大きな関心と議論を呼んでいます。オゼンピックは２０１７年にアメリカ食品医薬品局（ＦＤＡ）によって、２型糖尿病を患う成人への処方が承認されました。

オゼンピックは週に１度の注射で、膵臓のインスリン生成を助け、結果的に血糖値を下げてくれる薬です。そしてウゴービは現在、減量薬として承認されています。レプチンがテーマの章で、なぜこれらの薬に言及するのか疑問に思っているかもしれませんが、レプチンについて話すなら、グルカゴン様ペプチド‐１（ＧＬＰ‐１）についても話さねばなりません。これは腸の内分泌細胞（ホルモンを分泌する細胞）から分泌されるホルモンで、食欲を抑制することで、食べる量を減らす働きがあります。

オゼンピックはＧＬＰ‐１受容体作動薬（ＧＬＰ‐１を補う薬）のような効果をもたらします。つまり、インスリン分泌を促して、空腹時の血糖値だけでなく、食後の血糖値も下げてくれます。それだけではありません。脳がレプチンをより敏感に感知するようにし、レプチン抵抗性を軽減します。オゼンピックはＧＬＰ‐１の受容体を活性化することで、脳内のレプチンのシグナル伝達をより強力にし、その結果、満腹を感じやすくしたり、空腹感を軽減したりするのです。
台湾の住民を対象にした調査では、糖尿病治療のためにGLP-1受容体作動薬を服用している人は、不安症のリスクが大幅に低いことがわかりました。ちなみにこの話はメディアでも報道されました。メンタルケアのためにこれらの薬を処方できる段階にはまだ至っていないものの、不安に対して効果があるという事実は、知っておいて損はありません。また、これらの薬は代謝機能をサポートし、血糖値を安定させるので、間接的な意味でも不安をやわらげるのに役立つかもしれません。

一方、レプチン濃度の低下は、さまざまな不安障害と関連しています。たとえば、パニック障害の患者を対象とした調査では、**レプチン濃度が低い被験者のほうが、高い被験者よりもパニック発作を起こす確率が高い**という結果になりました。また、男性の場合、レプチン濃度の低下が全般性不安障害につながるとされています。同様の関連性は、強迫性障害やうつ病の患者にも見られます。マウスを使った実験では、レプチンを増幅すると社会的な不安がとり払われ、信頼関係と交流が促進される可能性があると示されています。

レプチンは体内で生成される化合物なので、食事で「追加する」ことはなかなかできません。それでも、レプチンの低さが原因で食欲や精神状態に問題がある場合は、特定の食生活や習慣によって、レプチン濃度を上げられます。レプチン抵抗性のない標準体重の人にとっては、ヘルシーなオメガ3脂肪酸を多く含み、果物と野菜をたっぷりとれる、精製された炭水化物と砂糖が少なめの食事が最適です。第11章で詳しく説明しますが、たとえば地中海式の食生活は非常におすすめです。

レプチンの高低
――レプチン量と不安の度合いが反比例する人・比例する人

ここまでの説明から、**レプチンの量と不安の度合いは反比例する**ことがわかってきたと思います。レプチン濃度が高ければ不安は減り、レプチン濃度が低いと不安は増えます。とはいえ、たいていはこの関係性が成り立つものの、それだけですべてが説明できるわけではありません。場合によっては、血清レプチン濃度――要は血中のレプチン量――が高いほうが、不安が増幅されるケースもあるのです。

レプチン量と不安の度合いが比例するケースは、肥満、もしくは食欲の制御が難しい患者に見られます。

たとえばある研究で、不安症に苦しむ乳がん患者のレプチン濃度を調べたところ、200人の被験者のうち、肥満の患者は不安を感じているときにレプチン濃度が急上昇することがわかりました。これは肥満でない被験者には見られなかった現象です。また別の研究では、10〜16歳の食欲の制御が難しい若者を調べたところ、やはりレプチンの量と不安の度合いが比例する結果が見られました。そのほかにも、心的外傷後ストレス障害（PTSD）が、肥満のリスクと血清レプチン濃度の上昇と関係があることを示す研究がいくつもあります。また、多くの精神病の薬は副作用として体重増加を引き起こすため、レプチンと不安の相関関係はさらに深刻になります。

レプチン濃度の高さは、よく「身体的不安」に結びつけられます。身体的不安とは、精神的な症状をともなわず、身体的な症状として表れる不安です。

かつて、マーガレットという55歳のシングルマザーの患者を診たことがありますが、彼女はなんの脈絡もなく突然呼吸が浅くなる発作に悩まされ、かかりつけ医を受診しました。太り気味でしたがそれ以外は健康で、明らかな原因は見つかりませんでした。心電図や肺のレントゲン、血液検査など、一連の検査結果で異常が見られなかったため、かかりつけ医は不安が症状を引き起こしている可能性を指摘しました。マーガレットはこれまでとくに不安に悩まされた自覚はなく、呼吸が浅くなる以外の症状もなかったため、その指摘には懐疑的でした。とはいえ、可能性を探るためにわたしのもとへやってきました。

わたしは、たとえ不安を感じていなくとも、不安の症状が体に表れるケースがあることを説明しました。まさに彼女が経験していたような過呼吸をはじめとし、動悸、頻尿、ドライマウス、過度な発汗などの身体的な症状として表れます。また、レプチン濃度が高くなると身体的不安を引き起こす場合があると説明したところ、彼女は血清レプチン検査を受ける決断をしました。第4章の炎症の検査でも触れましたが、レプチンの検査は一般的な診察で行われないため、保険でカバーされることは滅多にありませんし、検査設備のある病院や研究機関もなかなかありません。それでも彼女は民間の検査機関を見つけて自費で検査を受け、結果的にレプチンの値が高いことが判明しました。その結果とほかの症状を併せると、彼女はレプチン抵抗性を患っていると考えて間違いないようでした。

その後数か月かけて、マーガレットはレプチン濃度を抑えるために生活習慣を変えていきました。オメガ6脂肪酸（PUFA）を多く含む植物油よりもオメガ3脂肪酸を積極的にとり入れるなど、さまざまな食習慣を変えましたが（脂肪の種類については第2部で詳しく説明します）、何より影響が大きかったのは、砂糖を断ったことでした。パンやパスタなど、明らかな炭水化物はすでに減らしていましたが、ソースやドレッシング、飲みものに過剰に入っている砂糖の種類にも注意する必要がありました。こうして食生活が改善されていくと、過呼吸の症状はなくなっていき、体重も減り、生活を自分自身で管理できるようになりました。

レプチン抵抗性
――レプチンが機能しない場合があるのはなぜか？

なぜレプチン濃度は、不安と比例したり反比例したりするのでしょう？　脳にはちょうどいい量が必要で、少なすぎても多すぎても不安を引き起こすのでしょうか？

この複雑な関係を理解するには、ホルモンが体内でどのように働くのかを大まかに理解する必要があります。ホルモンが効果を発揮するには、メッセージを送信できるだけの十分なホルモンと、きちんと機能してメッセージを受信できる受容体が必要です。つまり、ホルモンが機能しない原因は、この2つのどちらかがうまくいっていない可能性が考えられます。

体が十分なレプチンを生成しないと、血清レプチン濃度が十分に上がらず、脳内がレプチン不足になって不安が引き起こされる可能性があります。ところが、太りすぎていると、レプチンはそもそも大量に生成されます。**レプチンは脂肪組織によって生成および分泌されるため、脂肪組織が多ければレプチンも多くなる**のです。**脳内のレプチンが増えすぎると、レプチン受容体が圧迫されてきちんと機能しなくなり、反応できなくなります。**つまり、たとえ内分泌系がひたすらにレプチンを送りつづけても、レプチンを受容できずにレプチン不足に陥ってしまうのです。こうして、血清中のレプチン濃度が異常に高くとも、脳が不安に陥るケースが生じます。

このように、**レプチン受容体が適切に機能しない状態をレプチン抵抗性といいます。**第6章で詳しく説明しますが、これはインスリン抵抗性と似ています。インスリン抵抗性はまた別の、よくある代謝のトラブルで、体がインスリンホルモンに反応できなくなることで、血糖値が上昇し、２型糖尿病につながります。じつのところ、レプチン抵抗性とインスリン抵抗性は併発するケースが多く、研究者の間では、両者に因果関係があるのではないかと推察されています。

レプチン抵抗性は、心身ともに苦難を強《し》います。レプチンを媒介する存在がなければ、脳は食欲を抑えるべきタイミングも、体に悪い破壊的な食べものを避ける方法も判断できません。そのせいで、さまざまな不安の症状が助長されてしまいます。レプチン抵抗性を治療するのは、レプチン濃度が低すぎるのをどうにかするよりよほど複雑です。結局、血清中のレプチンの量を調整すればいいだけの話ではなく、レプチン受容体が適切に機能するように再訓練しなければならないのです。

幸いマーガレットのように、努力して生活習慣を変えれば、レプチン受容体の状態をリセットすることは可能です。これは動物実験で裏づけがとれています。重度のレプチン抵抗性をもつ肥満のラットに健康的な食生活をさせたところ、レプチン感受性が完全に回復したのです。

レプチン感受性を回復させる食事には、地中海式食生活で食べられる食品が含まれており、正常なレプチン濃度を維持するための食事とよく似通っています。ただし、研究によると、レプチン抵抗性を解消するには何を食べるかだけでなく、いつ、どのくらいの量を食べるかも重要です。さまざまな断食方法やカロリー制限ダイエットが、レプチン抵抗性の改善に有効であることがわかっていますが、過激なダイエットを試す前に、必ず専門家に相談し、安全で健康的な食事プランを計画してください。

もしあなたが太りすぎでレプチン抵抗性が疑われるなら、まず試すべきは糖分を控えることです。これまでマウスを使った実験で、食事に含まれる脂肪の量にかかわらず、高果糖食がレプチン抵抗性を引き起こし、高果糖食をやめるとレプチン感受性が回復することが何度も立証されています。太っている状態で、糖分を多く含む食事、とくに甘い清涼飲料水をとると、レプチン濃度が大幅に上昇します。糖分を断つのは、レプチンとの関係をリセットし、代謝を改善し、不安をやわらげるための第一歩なのです。

不安と闘う意欲
——食欲と精神状態はコントロールできる

意志の力だけでは不安や体重を思い通りにできないのと同じように、レプチン抵抗性を特定し、理解し、治療するのも困難を極めます。気分と食欲の両方を鎮めてくれるはずのレプチンが、脳内で正常に効果を発揮していないのは、意識の問題でもなければ恥ずべきことでもありません。単に体内で起こっている化学反応の問題であり、知識と努力で解決できます。

ジャンクな食べものがどこでも安く手に入るいまの時代に、誘惑を断ち切るのはそう簡単ではありませんが、きちんと食生活を計画し、忍耐強く実行し、健康的なホールフードを心から好きになれれば、必ず、食生活と精神状態をコントロールできるようになります。

レプチンは脂肪の貯蔵量を管理し、食欲を調節するという点で、体の代謝に大きく影響します。代謝は、生きるために必要なエネルギーを確保する、かなり複雑な仕組みです。レプチンが正常に機能しないと精神的な症状を引き起こすのと同じように、代謝もまた、不備があると不安症の大きなリスク要因になります。

第6章 代謝異常の危険性

あるときハビエルという56歳の男性が、重度の全般性不安障害と思われる症状を抱えてわたしのもとへやって来ました。彼は増えつづける仕事のストレスに耐えられなくなっていましたが、息子を大学に行かせるためには、ストレスの少ない仕事に転職して収入が減るリスクを冒すわけにはいきませんでした。

彼は自分の人生が崩壊し、仕事も能力の低さゆえに解雇され、息子が大学に行けなくなり、妻に捨てられるのではないかという不安をつねに抱えていると言います。彼の問題について話し合ううちに、それらの不安は事実無根だとわかりました。彼は仕事でストレスの多い重要な役割を任されており、妻と息子にも愛されていたのです。

とはいえ、不安が実害をもたらしていたのも事実で、家族にも負担がかかっていました。彼は不安の捌《は》け口として妻と口論したり、息子に厳しく当たってしまい、大事にしたいはずの家族との関係を自ら損なってしまうことがありました。

体の調子について話を聞くと、体重が増えていたようですが、不安のほうが大きな問題だったため、さほど気にしていなかったそうです。当時のハビエルにとって食事は唯一の楽しみになっており、腹回りが太っても致し方なしと考えていました。

また、体重増加は、以前診察を受けた精神科の専門家に処方された不安症の治療薬、SSRIをとりはじめたころからはじまったと言います。ところが不安は消えず、体重だけが増えました。それは確かに、SSRIの欠点の1つです。彼が手っとり早くベンゾジアゼピン系の鎮静剤に頼りたくない事情も理解できたので、残る手段として、セラピーと栄養精神医学による治療計画を立てることにしました。

これまでほかのセラピーを受けても満足のいく結果が得られなかったハビエルでしたが、もう一度セラピーに挑戦したい気もちはもっていました。そんな彼も、食生活を変えることについては懐疑的なようでしたが、それも血液検査をするまででした。検査結果には、代謝障害の兆候がいくつか見られました。体重増加に加え、血中の脂質の量も異常でしたが、注目すべきは血糖値でした。おそらく長い間メタボリックシンドロームを患っており、それが2型糖尿病に発展していることがわかったのです。

この診断によって、血糖値を下げるために食生活を変えなければならないと、ハビエルは危機感をもちました。代謝の状態とメンタルの関連性を説明すると、彼は徐々に心と体の症状が無関係でないと理解しはじめ、健康的な食事で不安症が改善されると考えるようになりました。

わたしは、糖尿病患者の40パーセントが不安の増幅を経験しており、14パーセントが全般性不安障害の基準に達していることを示す研究があると説明しました。また別の、アメリカ人を対象にした研究では、糖尿病患者のほうが健康な人に比べて20パーセントも、明確に不安症にかかっている人の割合が高いことが示されています。そしてさらなる調査の末、深刻な症状の出ていない、潜在的な不安症も糖尿病患者の間で増加しているとわかりました。

ハビエルは危機的な状態にあったため、彼が生活習慣の変化を受け入れてくれたことに、わたしはほっとしました。不安症は代謝の回復を妨害するうえに、2型糖尿病患者にとっては合併症にもつながります。わたしは彼を認知行動療法士に紹介し、彼のネガティブな思考や心理的な障害を克服するのを手伝ってもらいました。彼は信頼できる医師を紹介してもらったことで、その辺のクリニックに電話をかけて適当なセラピストを受診していたときよりも、自信をもって治療に臨めたようでした。

わたしたちは彼に合わせて栄養精神医学的な治療計画を立て、体によくない生活習慣を少しずつ減らし、代わりに健康的なホールフードをとり入れるよう指導しました。彼がおやつ代わりに食べていた、体にいいとされるプロテインバーにはじつは糖分が添加されていたので、徐々に減らしていき、甘い飲みものを無糖のナッツミルク入りドリップコーヒーに置き換えました。食事のタイミングも調整し、もともと朝食をあまり食べない人だったので、時折、断食もとり入れました。

この治療計画をはじめて1か月足らずで、ハビエルは変化に気づいたと言いますが、代謝が完全に正常な状態に回復するまでは、もっと時間がかかりました。不安がやわらぎはじめると、彼はさらに熱心に、この栄養精神医学的な治療計画にとり組むようになり、6か月が経つころには血糖値を抑えられるようになりました。そして再び家族と和気あいあいと過ごせるようになり、息子を大学に進学させることもできました。

代謝とは？

——なぜ代謝が速い人と遅い人がいるのか？

生きるためにはエネルギーが必要です。ペットを抱き締めたり、子どもの世話をしたりするのにも、メールに返信したり、同僚とやりとりしたり、家を掃除したりするにもエネルギーが必要です。そして運動したり料理したり、友だちと楽しい時間を過ごすのにも。人生のあらゆる課題を乗り越え、余すことなく喜びを体験するには、食べたものを活力に変え、体を最大限効率よく働かせなければならないのです。

食べものをエネルギーに変える前段階については、ここまでですでに見てきました。第5章では、食欲と脂肪の貯蔵量を管理するレプチンの役割について学び、第2章と3章では、腸が食べものを分解し、外からの侵入者と戦う工程について学びました。食べものが分解されたあとは、体全体でいろいろな化学反応が起こり、エネルギーがつくられ、それが各所の細胞に届けられることで、わたしたちは1日を生きることができます。この一連のプロセスをまとめて代謝といいます。

代謝といえば、体重との関連性がまず思い浮かぶのではないでしょうか。「代謝が速い」人は何を食べても太らず、「代謝が遅い人」は食べる量を減らしても太りやすい、というような表現を耳にしたことがあるでしょう。とはいえ、科学に基づいて言えば、実際はそれほど単純で極端な仕組みではありません。「代謝の速さ」を医学用語で表すと「基礎代謝率」といい、体重が減る要因として過度に期待されています。また、恐ろしく複雑なエネルギー生成のメカニズムを「基礎代謝」のひと言で済ますのも、あまりに単純化しすぎです。

人体は、生化学の専門家ですら頭を抱えるほど非常に複雑に入り組んだ化学反応のなかで、絶えず代謝プロセスを実行しています。ここでその複雑なプロセスをすべて解説したりはしませんが、**代謝反応にはおもに2つの種類がある**ことだけ知っておいてください。1つは、**複雑な化合物を分解して使えるようにする異化反応**、もう1つは、**原材料からタンパク質などの重要な生体化合物をつくる同化反応**です。

複雑なシステムはそれだけ問題も生じやすく、それは代謝も例外ではありません。先天的な欠陥や環境からのストレスなどが原因で代謝プロセスのどこかにエラーが発生すると、代謝障害が起こる可能性があります。

たとえば、**2型糖尿病は血糖値を管理できなくなる障害**です。血液中を循環するブドウ糖は、体の主要なエネルギー源であり、膵臓で生成されるインスリンというホルモンによって調節されます。インスリンは細胞が血中の糖をとり込むのを助け、そのおかげで細胞は生命活動を維持できます。ところが2型糖尿病患者の場合、インスリンが十分に生成されなかったり、細胞がインスリンを無視したり（レプチン抵抗性と似た状態です）します。

いずれにしろ細胞がインスリンの指示を聞かずにブドウ糖を吸収しないと、ブドウ糖は血中を流れつづけます。最初のうちは、膵臓がもっとインスリンを送り出すことで応急処置できるかもしれませんが、根本的な原因をどうにかしないと、インスリン抵抗性が悪化し、血糖値が上がりつづけてしまうでしょう。血糖値が中程度の患者は糖尿病予備軍と診断され、もっと高い患者は糖尿病と診断されます。

血糖値が過剰に高い状態は臓器や組織にとって毒になり、さまざまな深刻な症状を引き起こします。初期には、喉が渇きすぎたり、頻尿になったり、疲労感や脱力感に襲われたり、視界がぼやけたりします。その後は心臓病、失明、神経損傷、循環器系の問題など、命を脅かす合併症をいくつもともなう可能性があり、アルツハイマー病をはじめとした認知症を発症するリスクも高まります。

このざっくりとした概要を見ただけで、この病気が代謝の疾患だと見なされる理由がわかります。**エネルギーを処理する能力に根本的な欠陥があるのが原因**だからです。とはいえ、２型糖尿病のような破壊的な代謝性疾患はほかにも数多くあります。エネルギーの生成には複雑な工程がとても多いため、それだけさまざまな症状とその原因が生まれるのです。

一部の代謝性疾患は遺伝性で、エネルギー生成メカニズムの遺伝子のエラーによって引き起こされます。これには、遺伝的に高コレステロールになる傾向（医学的には「家族性高コレステロール血症」といいます）や、ゴーシェ病やハンター症候群、テイ-サックス病などの、特定の民族に見られる、より希少で重篤な疾患などが含まれます。これらの深刻な疾患はたいてい、遺伝子検査で特定されます。

しかし、**２型糖尿病を含む代謝障害のほとんどは生活習慣が原因で、なかでも不健康な食生活と運動不足がおもな原因**になります。１９７０年代からこれらの疾患が急激に増えはじめ、その深刻さが医師たちの間で認知されはじめると、深刻な健康被害のリスク上昇を示すさまざまな要因を総称して、「**メタボリックシンドローム**」という用語が使われるようになりました。今日の定義では、次の5つの症状のうち3つ以上に該当するものがメタボリックシンドロームと見なされます。

・過剰な腹部の脂肪
・高いトリグリセリド（中性脂肪）値
・低いHDL（善玉）コレステロール値
・高い空腹時血糖値
・高血圧

メタボリックシンドロームはインスリン抵抗性、糖尿病予備軍、2型糖尿病、心臓発作につながる動脈硬化症、そして脳卒中のリスクを上げます。炎症とメタボリックシンドロームの関連性はいまなお研究されつづけていますが、両者が密接に絡み合っていることは間違いありません。

代謝性疾患がもたらす深刻な影響は、それだけで恐ろしいものです。ですがいま、アメリカで代謝障害が蔓延していることを考えれば、その恐ろしさはさらに増すでしょう。2009~2016年のデータによると、アメリカ人で代謝を最適な状態に維持できているのはわずか12・2パーセントのみで、標準体重の大人でさえ、すばらしい代謝を保っているのは33パーセントに満たないといいます。

つまりアメリカ人の約88パーセントは、代謝に何かしらの欠陥を抱えているということです。近年、メタボリックシンドロームにかかっている人の割合が大幅に上がっており、アメリカ人の36・9パーセントが、5つの診断項目のうち3つ以上に当てはまります。また、アメリカ疾病管理予防センターの最新の全米糖尿病統計レポートによると、推定3730万人（人口の11・3パーセント）が糖尿病を患っており、しかも9600万人が糖尿病予備軍だといいます。

メタボリックシンドロームや2型糖尿病など代謝性疾患の正確な原因と関連性について、まだ解明されていないことはたくさんありますが、健康を脅かす要因であることは間違いありません。医師ならばほぼ必ず、これらの疾患の重大さを認識し、患者の意識を高めて予防させようと努めるでしょう。ですがたった数年前までは、代謝性疾患が脳に及ぼす深刻な影響についてはほとんどが謎に包まれていました。それが現在は、代謝の健康状態がそれすなわちメンタルの健康状態であり、その逆もまた然りと言えるほどに、相互に影響し合うことがわかってきています。

この数年間、わたしは臨床を通してこの相互作用をより深く探ってきました。そこからわたしが導き出したのは、**代謝とメンタルの関係性――わたしはこれを代謝精神医学と呼んでいます――が、体とメンタル両方の病気の蔓延を結びつける、重要なつながり**だということです。両者の結びつきを考えると気が滅入りますが、裏を返せばそれは、健康的な食事で代謝を強くすることが、不安の軽減にいちばん役立つかもしれないという意味でもあります。

不安と代謝は綿密につながっている

代謝と不安のつながりを科学的に解明するのに、時間がかかった理由は納得できます。何かを食べて、感情が動くのは誰しも経験があるでしょうから、食べものと感情が結びついていることは簡単に理解できるでしょう。しかし、食べものが消化され、エネルギーに代謝される工程は、ダムで回転する水力発電タービンと同じくらい、人情も何もない、事務的な作業に思えます。

普通に考えれば、そのような生命維持の基礎的なプロセスが、不安という感情を引き起こす力をもっているとは思わないでしょう。また、不安の感情が、体のエネルギー生成メカニズムを妨げることも、あるはずがないと思ってしまうのです。

ですが、こうしたごく合理的な想定を嘲笑《あざわら》うかのごとく、最近の研究は、代謝と不安が密接に関連していることを示しています。**不安を抱える人の代謝の状態は、抱えていない人の状態と大きく異なります。**不安症と2型糖尿病の関連性についてはすでに学びましたが、2型糖尿病以外にも、代謝の状態を示すいろいろな数値との関連が見られます。

たとえば不安症は、悪玉コレステロール値の上昇と善玉コレステロール値の低下に関連しています。そして不安症の親戚ともいえるうつ病は、善玉コレステロール値の低下と中性脂肪値の上昇に関連しています。コレステロールと不安の間には非常に強いつながりがあり、不安症の治療として、コレステロール値を下げるスタチン系薬が使われた例もあるくらいです。不安と代謝の関連性を示す研究はまだまだありますが、いったいどういう仕組みなのでしょうか。

第1章で、脳は思考や感情のために発達したわけではないと主張する神経科学者、リサ・フェルドマン・バレット氏の研究について触れました。脳は、わたしたちが成長し、生き延び、生殖するために必要な資源を確保するために発達したのです。これら、生物として必須の行動の源となるのがエネルギーであり、体は代謝プロセスを通った食べものからそのエネルギーを得ています。

そういう意味では、人を生きものとして成功させるために脳が担うおもな役割の1つは、代謝の調整役として、生産効率を上げたり、脅威や危険から身を守ったりするために必要なエネルギーが供給されているか、見張ることです。意識はしていないでしょうが、脳は必要なエネルギーを確保するためにあらゆる手段を講じます。そしてそのなかには、気分の操作も含まれているのです。

代謝を管理するために、脳は自律神経系、免疫系、内分泌系（インスリンなどのホルモンを分泌する器官）と通信する必要があります。レプチンについて学んだ第5章で見たように、代謝のコントロールを司《つかさど》る脳の部位の多くは、同時に不安もコントロールしています。おもな例で言うと、扁桃体と海馬がそうです。そう、**代謝と感情はどちらも脳の同じ場所で生まれる**のです。これはわたしにとって衝撃的な事実でした。

代謝と精神状態のこの重なりは、感情は脳が未来に備えた結果生まれたものであるという、バレット氏の説を後押しします。脳はつねに体の代謝の状態をスキャンし、気分や行動を変化させて、最善の道を選ばせます。最近の研究では、空腹時は恐怖が感じにくくなり、脳がリスクを無視して食べものを探すよう促すなど、脳が感情を利用してエネルギーのバランスを操ることが科学的に発見されました。

反対に太りすぎの場合、脳は恐怖反応を強め、食べもののために不要なリスクを冒さないよう、踏みとどまらせます。つまり、**太りすぎが不安につながるというのは、進化論的な根拠のある説かもしれない**のです。太りすぎると、脳は食料集めの際に、もっとリスクを怖がるように脅そうとします。

もちろん、現代社会において食料集めはまったく危険ではありません。スーパーマーケットやファストフード店でいくらでも安全に食料を入手できるということは、食べられないリスクよりも食べすぎてしまうリスクのほうがはるかに高いということです。ですから不安に襲われると多くの人たちは、脂肪の貯蔵量が減るよりむしろジャンクフードを食べつづけて体重が増え、それが代謝に異常を来《きた》し、さらに不安を増幅させます。この悪循環を断ち切るには、健康的な食生活を送るしかありません。

代謝が悪いと不安になり、不安になると代謝が悪化する悪循環を断つ

　これまで何度も見てきたように、不安と代謝もまた、互いに影響し合っているため、両者の原因と結果を特定するのは難しいでしょう。代謝性疾患が不安症を悪化させ、不安症が代謝性疾患を悪化させるという証拠が、それぞれいくつもあります。ハビエルのケースでは、その両方があったのではないかと思っています。彼のメンタルと高血糖、両方の問題の根底に食生活があり、根本的な原因を解消するまで、両方が互いを悪化させていました。多くの研究で同じような結果が明らかになっており、不安症はメタボリックシンドロームや肥満、そして非アルコール性脂肪性肝疾患のような特定の代謝性疾患と併発するといいます。

　代謝プロセスが不安につながっているとはっきりわかる例があります。代謝の副産物のなかに、活性酸素種と呼ばれるものがあります。名前で誤解されそうですが、これは生物の種ではなく、反応性と毒性が高い酸素化合物です。活性酸素種は細胞にと

って有害で、これが過剰に生成されることで引き起こされる酸化ストレスについては、聞いたことがあるかもしれません。

酸化ストレスは、糖尿病などの代謝性疾患や、がん、心血管疾患などの病気の前兆と見なされています。そして当然のように、酸化ストレスが不安症の原因であるとする研究もあります。きちんと説明しようと思うと話が複雑になるので、ミトコンドリア調節、グルタミン代謝、神経伝達など、ほかのエネルギーバランスの生化学的変化が不安を増幅する仕組みについて、詳しい説明は省きます。

因果関係を突き詰めるなら、不安症は代謝障害のおもな原因とは言えません。代謝障害を抱えていても精神状態に問題がない人もいるからです。とはいえ、**継続的なストレスと不安が、将来的に代謝障害を引き起こすきっかけになる**可能性は確実にあります。たとえば、第5章のレプチンの話で触れたように、不安は過食やジャンクフードの摂取につながり、結果的に体重増加や代謝障害のリスクにつながります。また、慢性的なストレスは内臓脂肪（皮膚のすぐ内側ではなく、臓器のまわりにつく脂肪）の増加につながるとされており、これは代謝疾患の強力なリスク要因とされています。

幼少期のストレスが、その後の人生で代謝性疾患を発症するリスクに影響するともいわれています。妊娠中に母親が過度のストレスを感じると、出産時の子どもの体重が軽くなる可能性が高く、矛盾しているようですが、低出生体重児は大人になってから肥満や高血圧、糖尿病にかかりやすくなります。

同様の結果が、幼少期に大きなストレスを受けた子どもたちにも見られました。たとえば、ヘルシンキ出生コホート研究という、幼少期に第2次世界大戦の戦火から逃れるため、両親と引き離されて他国に疎開したフィンランド人を対象にした、興味深い研究があります。彼らは大人になってから、心血管疾患や2型糖尿病を発症する確率が高かったそうです。

人体の代謝物
——新しい研究分野「メタボロミクス」とは？

ここまでは、不安症と、臨床の現場でよく検査されるおもな代謝関連の数値との相関関係に注目してきました。体重、血糖値、コレステロール、中性脂肪、血圧など、毎年の健康診断で重点的に検査される項目ばかりです。ですが研究が進むと、代謝物と呼ばれるあまり有名でない化合物の研究においても、不安症と代謝の関連性が発見されました。

第2章で神経伝達物質の合成について話したときに、腸内細菌がつくる代謝物について説明しましたが、腸内細菌だけでなくわたしたち自身も、代謝プロセスを通じて代謝物を生み出します。腸内細菌と人体が生成する代謝物を研究することで、特定が難しい複雑な代謝性疾患も明らかにできます。**採取したサンプル内の代謝物の総量は、メタボロームと呼ばれ、この新しい研究分野はメタボロミクスと呼ばれています。**

メタボロミクスは診断ツールとしての可能性を秘めています。メタボロームは人によって細かい違いがいくつもあるので、将来的に、精神疾患をはじめとした疾患の特定や診断に役立つ可能性があるのです。たとえば、うつ病と不安症は併発することが多く、密接に絡み合いすぎて区別が難しい場合もあります。この分野はまだまだ研究の余地がありますが、メタボロミクスなら、血液検査によってこの2つの疾患を区別できるかもしれないのです。2021年に行われた研究では、うつ病患者、不安症患者、両方にかかっている患者、そして健康な人を対象に検査し、4つのグループのメタボロームがそれぞれわずかに異なることが判明しました。将来的には、代謝検査によってこれらの疾患を診断できる可能性が高まっています。

代謝物は不安症の指標となるだけでなく、実際に不安の引き金になったり、それ自体が不安の一因になっていることを示唆する研究結果もあります。2022年にマウスを使って行われたカリフォルニア工科大学の研究では、4EPSと呼ばれる腸由来の代謝物が脳に存在すると、不安行動が引き起こされるという事象が観察されました。4EPSがとくに人間の不安に関係していることを示すにはさらに研究が必要ですが、この研究によって、腸の不安への影響と、異常な代謝物が不安の一因となる可能性を示す、貴重な観察結果が生まれたことには違いありません。

4EPS以外にもさまざまな代謝物とその前駆体が、腸内マイクロバイオームの熱烈な支援を受けて生成されます。そして腸粘膜の細胞は、代謝物からのシグナルに従って、インスリン感受性、耐糖能（血糖値を正常に保つ能力）やそのほかの代謝プロセスに効果をもたらすさまざまなホルモンを生成したり、放出したりします。さらに、**食事を通じて腸内マイクロバイオームの構成を整えると、代謝の状態が整うとされ、腸の健康を利用して代謝性疾患を治療できる可能性が見えてきています。**

不安を代謝する
――コレステロールと不安の科学

代謝と不安症に関する研究は、ほとんどがまだはじまったばかりですが、わたしが患者を診察するなかで両者の関連性を実際に何度も目にしてきたことは、あらためて言わせてください。

ハビエルのほかにも、30歳のタイラという女性の患者がいました。彼女の不安は、甲状腺疾患のバセドウ病に起因していました。バセドウ病は昔から、精神的苦痛を引き起こす病気として知られています。

ほかにも、40歳のアンジーという女性も診ました。彼女はヘルシーな食事を用意する時間がとれず、加齢とともに代謝が遅くなるにつれ、体重が大幅に増加していました。この現象自体は誰にでも起こりえると科学的に証明されています。彼女はひどい不安と自己嫌悪に苦しんでいましたが、綿密な運動療法をとり入れ、食事の一部をヘルシーなメニューに置き換えるなどしてコレステロールを正常な値に戻したら、精神症状も改善されました。

また、彭水《ほうすい》という母親になりたての女性を診たとき、最初は産後不安症だと思われましたが、実際はコレステロール値と不安症が相互に影響し合っていたことによる症状でした。この相互作用は、出産したばかりの女性に表れやすいとされています。

将来的には、メタボロミクス専門の病院へ行き、一連の検査を受け、結果によって個別の治療計画を立ててもらえる仕組みができる日が来るかもしれませんが、いまのところ、メンタルと代謝の健康のためにとれる最善策は、代謝にいい健康的な食品をたっぷり食べ、体重を管理し、コレステロール、中性脂肪、血糖値を基準値に保つことです。

さて、こうして食生活と不安の関係について、最新の研究から知識を得られたので、今度はこの知識を使って実践していく番です。不安から解放してくれる、腸と脳にいい食事を計画してみましょう。

いよいよ、わたしの大好きなテーマである、食べものに目を向けるときが来ました。

第2部

いったい何を食べればいいのか？

解決策

第7章 主要栄養素のとり方

40歳のアハヌは、フォーチュン500（『フォーチュン』誌が毎年発表するアメリカの上位500社）に入る大企業に勤めており、最近、営業のシニアリーダーに昇進しました。新しい役割はやりがいがありましたが、頻繁に世界中を飛行機で飛び回り、毎日長時間労働を強いられる過酷なスケジュールで、ストレスも多くなりました。

彼はプレッシャーと重労働は覚悟していたものの、ひどい不安症状に苦しむとは思っていませんでした。出張のたびに、それまで経験したことのなかったパニック発作に襲われそうになるのです。休憩室で同僚とおしゃべりしたり、上司に挨拶したり、仕事に行くときの服を決めたりといった、仕事にかかわる日常的なやりとりでさえ、自分の発言や行動についてそのあと何時間も悩むようになり、睡眠不足に陥り、結果、つねに神経質でイライラするようになってしまいました。

わたしのもとへ相談にきた彼は、新しい業務のストレスとプレッシャーに適応できないと話し、わたしはインポスター症候群（自分を過小評価し、自己不信に陥る症状）になりかけている可能性を指摘しました。彼の食生活も確認しました。彼はネイティブアメリカンで、家族のなかで企業に勤めたのは彼がはじめてだと言います。家族が経営する農場で育ち、低脂肪で高タンパク質、かつ複合炭水化物の在来種のトウモロコシやベリー類、豆類、カボチャ、根菜などを主《しゅ》とした食事に慣れ親しんで育ちました。

勤めはじめのころは、元の食生活を維持していました。それは自身のルーツや受け継がれてきたものとのつながりを感じるため、また単純にそうした食事のほうがおいしいと感じていたためです。ですが会社での評価が上がるにつれて、料理をする時間がなくなっていきました。出張中は空港で買った菓子パンや、栄養よりインパクト重視の贅沢で豪華な会食の料理ばかり口にしていました。家で子どもと過ごすときも、疲れているのと、子どもたちを喜ばせたいという思いで、ピザやファストフードを食べに出かけることが多くなりました。わたしは、彼がとっている主要栄養素ががらりと変わってしまったことを指摘しました。食物繊維が豊富な豆類や、地元産の野菜のような低GI値の炭水化物（血糖値の上昇が遅い）など、植物性食品中心の食生活から、バターたっぷりのドーナツやステーキ中心の食生活になっていたのです。

わたしはアハヌに、不安をやわらげるための選択的セロトニン再とり込み阻害薬（SSRI）を処方しましたが、同時に、なんとかして以前の食生活に戻すようにすすめました。出張の合間に、家族といっしょに楽しく伝統的な料理をつくるのを習慣化したり、出張にもっていけるような食事を用意したりといったことを提案しました。

とくに彼が子どものころから食べてきた豆類や根菜類などの、植物性食品を軸とした食事をすすめ、新しい調理法もいっしょに模索しました。そのなかの簡単につくれる食事は、彼の定番料理として家族にふるまわれるようになり、その残りが彼の翌日の昼食になりました。サーモンのオーブン焼きに、チポリーニオニオン（小さめの平たいタマネギ）とサヤインゲンの味噌焼き（419ページ）はその一例です。ほかにも、スロークッカー（低温調理できる電気鍋）で野菜たっぷりの5種の豆の煮込みをつくり、味つけしたワイルドライスといっしょにふるまったりもしたそうです。

出張中は、ドレッシング別添えのサラダをたくさん食べるようになりました。顧客との会食は仕事の一部で外せませんが、そんなときも、心を落ち着けてくれるメニューがほとんどない高級レストランではなく、寿司のような健康的かつ華やかな食事を探すようになりました。それすらも難しいときは、不安を誘発する食事ではなく、魚料理を選びます。ほどなく、アハヌは新しい立場に対して肩の力が抜け、仕事の目標に集中できるようになりました。加えて、伝統的な食生活に戻ったことで家族との絆が深まり、自分のルーツとのつながりを再び感じられるようになりました。食事の大部分を占める主要栄養素の切り替えが、彼の人生を変えたのです。

この章では、**脂質、炭水化物、タンパク質がそれぞれ不安を増幅させたり軽減させたりする仕組み**について学んでいきます。

主要栄養素とは？
――メンタルにいい食べもの・悪い食べもの

主要栄養素――脂質、炭水化物、タンパク質――は、食べものを構成する最大の栄養素です。ヘルシーな食事には、基本的にこれらの3つがある程度含まれています。

ですが当然、問題はその詳細です。バランスのいい配分は何か？　それぞれをとるのに、もっともよい食品と悪い食品は何か？　そして、それらはどのようにして不安に影響するのか？

これらの質問に答えるのは必ずしも容易ではありませんし、主要栄養素に対する考え方は時代とともに移り変わっているので、そのたびにアドバイスも移ろいます。脂質を例に挙げましょう。

現代の栄養学の基礎の大部分が築かれた１９４０年代後半に、高脂肪の食事と高コレステロールの関連性がわかってきました。高コレステロールは心臓病のリスクを上昇させる、代謝のリスク要因だと知られていました。そのため、低脂肪の食事はコレステロールを下げ、心臓の健康維持にもいいと思われていました。最初のうちは、心臓病のリスクを抱える人にのみ低脂肪の食事が推奨されていましたが、その後50年代から60年代にかけて、すべての人に推奨されるようになりました。80年代から90年代にかけては、心臓の健康だけでなく、減量のためにも低脂肪の食事を推奨する、本格的なライフスタイルが開花しました。

医師、政府、そして世論はみな一様に、脂質は可能な限り減らすべきで、脂質のなかでももっとも健康的なのは植物油だと言っていました。それによってバターはマーガリンにとって代わられ、脂肪の多い肉は鶏肉（とくに骨と皮のない胸肉）に置き換えられました。脱脂乳が崇《あが》められ、世の食品ブランドは、たとえカロリーと糖分たっぷりでもおかまいなしに、あらゆる商品に、こぞって「低脂肪」や「心臓にいい」といったラベルをつけていました。

ところが２０００年代に入ると、風向きが変わりました。長年、脂質が不健康や肥満の諸悪の根源と思われていましたが、今度は別の主要栄養素――糖質が、槍玉に挙げられるようになったのです。糖質を制限するダイエット自体は19世紀から行われてきましたが、ローカーボダイエットが世間一般の健康意識を席巻する勢いで次々と流行したことで、あらためて注目を集めました。そして現代では、80年代や90年代に流行った、低脂肪をメインとしたダイエットはそれほど一般的ではなくなりましたが、ケトジェニックダイエットなど、糖質制限を前提とするダイエットはいまも人気です。ケトジェニックダイエットについては第12章で詳しく説明します。

それでは、**反脂質派と反糖質派、正しいのはどちらの陣営だったのでしょう？　答えは両方でもあり、またどちらでもないともいえます。ダイエットの伝道師のなかに**

は、特定の主要栄養素を完全に排除しようとする人がいますが、それは間違いです。
また、最高の主要栄養素のバランスというものも存在しません。

特定の主要栄養素をメインとする食事が、それぞれ、不安症と強力な相関関係にある2型糖尿病などの症状にどのような影響を与えるか、考えてみましょう。食事療法で2型糖尿病を治療する場合、従来は血糖値やそのほかの代謝指標を正常値に戻すために、低脂肪、低カロリーの食事を推奨していました。考え方としては、50年代に脂質制限が推奨されていたのと似たような理由です。しかし最近は、ケトジェニックダイエットのような糖質制限ダイエットが、2型糖尿病の治療でも注目を集めています。糖尿病治療薬の必要性を減らしたり、さらには2型糖尿病を寛解させたりなど、脂質をカットするよりもっと効果的かもしれないと考えられているのです。

一方、最近の研究では、高でんぷん質の植物性食品メインの食事が、2型糖尿病患者の体重減少と、コレステロールなどの代謝リスク要因の改善に、極めて効果的であるとわかりました。これはニュージーランドで行われたＢＲＯＡＤ研究という実験で用いられた食事療法で、ケトジェニックダイエットの食事とは、主要栄養素のバランスが大きく異なります。２型糖尿病の治療に最適な唯一の食事療法を追い求めるよりも、効果的なアプローチは1つではなく、患者の好みや状況に合わせて調整できると考えたほうがいいでしょう。一人ひとりに合わせた医療を目指す動きは、あらゆる医療分野において見られる傾向ですが、食事療法においてはとくに重要な考え方です。

食事の主要栄養素バランスが、不安症を直接改善もしくは悪化させるケースも多々あります。脂質制限と糖質制限のどちらのほうがすぐれているかの論争は、食事と心の健康の関連性が十分に解明される前に起こりましたが、それから理解が進んだことで、**特定の主要栄養素をほかの主要栄養素よりも優先するのは、不安を悪化させるリスクがある**とわかってきました。たとえば**脂質を制限すると、不安症との闘いに非常に重要な、オメガ3脂肪酸が不足する**可能性があります。一方で、**糖質をカットしようと炭水化物をむやみに制限すると、腸内マイクロバイオームの制御に必要不可欠な食物繊維が十分にとれなくなる**かもしれません。また、**タンパク質を制限（もしくはタンパク質の種類を制限）すると、トリプトファンなどの必須アミノ酸が不足する**可能性があります。

ですから、わたしが患者に食事療法のアドバイスをするときは、極端な考え方に陥らないよう伝えています。特定の種類の主要栄養素を排除すれば、不安症を治せるなどということはないのです。脂質や炭水化物を0か100かで考えたりはしませんが、とはいえ、主要栄養素のバランスと質がどうでもいいというわけではありません。

脂質を軒並み悪者扱いする時代が終わったのは喜ばしいですが、健康的な脂質をとりつつも、不健康な脂質を減らすか排除するのは重要です。炭水化物についても同じです。炭水化物をカットしたからといって、必ずしも心穏やかになれるとは限りませんが、炭水化物にも避けるべきものと優先してとるべきものがあります。

タンパク質に関しては、ヴィーガンの人々が、動物性タンパク質を全身全霊で避けるべきと声高に主張する一方で、肉をよく食べる人々は、植物性の食べものだけでは真に健康的にはなれないと主張します。ですが実際は、どんなタンパク質をとるか、きちんとした知識をもとに意識的に選択すれば、ヴィーガンだろうと肉食だろうと、不安を軽減することは可能です。

ＳＮＳや朝の情報番組を見たり、友人や家族と食べものについて話し合ったりするだけでも、熱の入った、食い違う主張にそこかしこで遭遇し、あっという間に不安に駆られてしまうかもしれません。しかし主要栄養素をしっかり理解すれば、脳と体、そして不安解消のための、最適な食事を判断できるようになるでしょう。

メンタルにいい脂質のとり方

脂肪という言葉について回る悪いイメージは、体と食事における脂肪の重要な役割について話をするとき、認識を曇らせがちです。20世紀後半に脂質の多い食事が悪者扱いされたことや、体に悪いまでの過激な脂肪燃焼主義を考えると、脂肪につきまとうイメージも理解できます。しかし、脂肪は健康的に生きるためには欠かせません。

第5章では、脂肪組織がじつは、体の長期的なエネルギー需要を管理する、高度な内分泌器官であると学びました。食事のなかでも脂質は重要な栄養素です。脂質はすぐれたエネルギー源であり、栄養素の分解と吸収を助け、体が自分ではつくれない必須脂肪酸も供給します。**とくに、必須脂肪酸は心の健康にとって重要です。脳のほぼ60パーセントが脂肪でできており、脳の機能を正常に維持するためには、食事から安定して脂肪をとる必要がある**からです。

もちろん、すべての脂肪が同じというわけではありません。さまざまな脂肪の種類を一つひとつ知って、不安軽減のためにとるべき脂肪と避けるべき脂肪を学んでいきましょう。

不飽和脂肪とは？――室温でほぼ液体の脂肪

不飽和脂肪にはおもに、一価不飽和脂肪（一価不飽和脂肪酸、またはＭＵＦＡで構成される）と多価不飽和脂肪（多価不飽和脂肪酸、またはＰＵＦＡで構成される）の２種類があります。この２つの違いは化学構造にあり、「一価」と「多価」は、脂肪酸鎖のなかにある炭素の二重結合の数を表します。

この二重結合がある**不飽和脂肪と、一切ない飽和脂肪を簡単に識別する方法としては、不飽和脂肪は室温でほぼ必ず液体であるのに対し、飽和脂肪は室温で個体です**（ただしマーガリンや植物性のショートニングなどの特定の不飽和脂肪は、室温で固まるように加工されています）。不飽和脂肪は一般的に、飽和脂肪よりも健康的だと考えられていますが、すべての不飽和脂肪が例外なく健康的で、不安を増幅させる危険がないと決めつける前に、細かい部分を確認していきましょう。

オリーブオイル、アボカド、ほとんどのナッツ類、一部の食用油の脂質は、大部分が一価不飽和脂肪酸でできています。一価不飽和脂肪酸、なかでもオリーブオイルとアボカドオイルは、たいていいつも健康にいいと思われています。オリーブオイルは地中海の食文化でいちばんの脂質の供給源であり、その地域の心臓病発症率の低さに感銘を受けた世界中の栄養士が、地中海式の食生活を考案し、推奨しています。また、地中海式の食生活には、うつ病や不安症にも効果があることがわかっています。アボカドオイルはオリーブオイルと同じよさをいくつももちつつ、ソテーや炒めものなどの高温調理により適しています。

一価不飽和脂肪酸を使った食事が腸の健康を促進し、炎症を抑え、代謝リスク要因を減らし、不安を軽減するという研究結果は数多くあります。とはいえ、一価不飽和脂肪酸ならどれでもいくらでも摂取していいというわけではありません。たとえば、キャノーラ油やピーナッツオイルなどの食用油には一価不飽和脂肪酸が含まれていますが、これらは揚げものに使われることが多く、大量のカロリーの精製炭水化物をとってしまいかねません。わたしは患者にこれらの食用油を制限するように伝えつつも、オリーブオイル、アボカドやアボカドオイル、ナッツ類、シード類からヘルシーな脂質をとるようにもすすめています。

多価不飽和脂肪酸のなかにも種類があり、とくに重要な2種類の脂肪酸がありま す。その1つ、オメガ6脂肪酸は、加工食品に使われるほとんどの植物性食用油に含まれています。コーンオイル、ヒマワリ油、ベニバナ油などはすべてオメガ6脂肪酸です。一価不飽和脂肪酸と同じように、ごく少量であれば比較的ヘルシーだと考えられていますが、たいていはジャンクフードに多く使われていることを気に留めておいてください。つい食べすぎてしまいがちな、GI値の高い炭水化物と大量に組み合わさったら、どんな脂質も体にいいとはいえません。要は、フライドポテトがヘルシーであるはずがないのです。

いろいろな研究結果が混在していますが、**オメガ6脂肪酸は不安症とうつ病に関連していると示すものもあり、炎症を引き起こす可能性もあります**。ですからわたしの患者には、揚げものや加工食品、包装食品に入っているオメガ6脂肪酸は、あまり摂取しないようにすすめています。

一方、**オメガ3脂肪酸は、心の健康にとって極めて重要な多価不飽和脂肪酸の1つ**

です。オメガ3脂肪酸は、サーモンなどの脂ののった魚に含まれるEPAとDHA、そして種子やナッツ、海藻や藻類など植物由来のALA（α-リノレン酸）という3種類に大別できます。DHAは脳の発達に必要不可欠であり、赤ん坊のときにDHAを十分にとれないと、脳が成長するにつれてさまざまな問題が生じる可能性があります。

オメガ3脂肪酸は強力な抗炎症作用をもつため、成長後は、第4章で触れた、不安を引き起こす神経炎症と闘うための重要な武器となります。オメガ3脂肪酸の精神への影響についての研究の多くは、うつ病や神経変性疾患をおもに扱っていますが、オメガ3脂肪酸が直接不安を軽減することを示す証拠も増えてきています。

オメガ3脂肪酸の重要性を学んだところで言いますが、EPA、DHA、ALAを一定の割合で摂取できる、錠剤やカプセル型のオメガ3サプリメントが世に出回っています。わたしはサプリメントに反対しているわけではありませんが、**サプリメントより食事からとったほうが効果が高いとする研究結果が、数多くある**のも事実です。それに、フィッシュオイルの大きなカプセルを好んで飲み込む人はいませんが、おいしく調理されたサーモンを食べるのが好きな人はたくさんいます。

何かの理由で魚を食べられない人を除いて、わたしの患者には、EPAとDHAの最高の供給源として、時間をかけてでもサーモンの調理法を学ぶよう、心からすすめています。魚よりも植物性食品のほうがいいという人には、アマニやチアシード、クルミなどからALAをとるようすすめます。また、EPAとDHAは、完全に植物性の藻油サプリメントからも摂取できます。

多価不飽和脂肪酸の摂取量を考えるうえで重要なのは、オメガ6脂肪酸とオメガ3脂肪酸を適切な比率でとることです。わたしたちが普段、植物油を大量に摂取し、魚油をあまり摂取していないことを考えれば、この比率を変えるのは案外とても簡単です。平均的なアメリカ人は、オメガ6脂肪酸とオメガ3脂肪酸を15対1の比率で摂取しているという推定もあります。この比率を理想に近づけられれば——理想を言えば、5対1により近づけられれば、おもに炎症の軽減による健康状態の改善が、いくつも見られるだろうといわれています。

そしてこの比率を改善できれば、不安症が直接軽減されることもわかっています。もちろん、食事に含まれるオメガ6脂肪酸とオメガ3脂肪酸の量を正確に測定するのは現実的ではありませんし、そもそも不可能です。ですから、わたしの患者にはただ、オメガ6脂肪酸を減らしてオメガ3脂肪酸を増やすようにと伝えています。

飽和脂肪とは？——室温でほぼ個体の脂肪

脂っこい食べものといえば、ジュージュー焼けるベーコンのにおいや、溶けたバターの味を思い浮かべるかもしれません。これらは飽和脂肪の一種で、たいていは動物由来です。不飽和脂肪と異なり、飽和脂肪は通常、室温で個体です。ベーコンの脂やバターは、冷めると個体に戻ります。ココナッツオイルやパーム核油などの植物由来の飽和脂肪も、室温では個体もしくは半固体です。

飽和脂肪は一般に不健康だと思われており、わたしの患者にも、ほかのどの食品とも同じく、過剰摂取を控えるようすすめています。飽和脂肪は長年、心臓病の要因と考えられてきた歴史があり、心臓発作やそのほかの心血管疾患のリスクを減らすためには、可能な限りとらないようにと言われてきました。

実際、飽和脂肪の多い食事のせいでコレステロール値が上がり、メタボリックシンドロームになるというのはよくある話です。第6章でも説明した通り、メタボリックシンドロームは2型糖尿病などの代謝性疾患につながる危険因子です。加えて、飽和脂肪をとることが、不安の増幅や、不安症を引き起こす神経炎症などの疾患につながるとする研究もあります。

しかし飽和脂肪は現在、栄養学の研究において非常に大きな論争を巻き起こしています。長年、飽和脂肪はできる限りとらないほうがいいとされてきましたが、いまは思っていたほど有害ではないかもしれないとする研究が出てきています。

2020年の画期的な研究で、米国心臓病学会誌は、全脂肪乳製品、未加工肉、ダークチョコレートに含まれる飽和脂肪は心臓病のリスクに影響がなく、むしろ脳卒中などの病気を予防できる可能性があると結論づけました。

これらの研究結果が、不安症などの精神疾患にどう関係してくるかは、今後の研究次第ですが、飽和脂肪がこれまで必要以上に攻撃されてきたことがだんだん明らかになってきました。飽和脂肪に関する最新の文献を見直してから、わたしは、全脂肪乳製品、バター、倫理的に飼育された牛肉を適度にとることを推奨するようにしています。これらの食品は、タンパク質だけでなくビタミンやミネラルも豊富に含んでいますから、飽和脂肪に関するガイドラインが変更されたことで、適量なら食事にとり入れる価値が生まれたのです。

トランス脂肪とは?——人工的につくられたもの

新たな科学的研究によって飽和脂肪の評判は回復しましたが、トランス脂肪についてはそうはいきません。トランス脂肪は自然食品にもわずかに含まれますが、大部分は水素化と呼ばれるプロセスによって、人工的につくられています。皮肉にも、トランス脂肪は20世紀後半の低脂肪ブームの時期に急増しました。飽和脂肪への批判をかいくぐるために、菓子メーカーが室温でも固体の不飽和脂肪を探したのです。

そしてその解決策として生まれたのが、部分水素添加油脂です。わたしたちが口にするトランス脂肪はほとんどがこれです。マーガリン、ポテトチップス、ケーキ、クッキーをはじめとした、ほぼすべての加工菓子類に、バターの代替品として使われるようになりました。

もともと飽和脂肪より体にいいということで売り出されていたものですが、実際はまったくの逆でした。**トランス脂肪は心臓病、2型糖尿病、肥満、さらにはがんのリスクも上げるとされています。**トランス脂肪は慢性全身性炎症を誘発するので、おそらくその性質が結果的にこれらの疾患につながっているのでしょう。そして当然、トランス脂肪は動物と人間それぞれの研究で、不安の増幅にも直接関係していることがわかっています。

2000年代には、アメリカを含む世界各国で、政府がトランス脂肪を禁止する措置を講じたため、トランス脂肪にさらされるリスクは減っています。しかし、加工食品業界のロビー活動と法整備の遅れにより、法的に禁止されたのは2018年に入ってからでした。それ以前に生産された製品は2020年まで市場に出回っていますし、2022年でも、古い加工食品にはトランス脂肪が大量に含まれている可能性があります。ですからわたしの患者には、加工・包装されたジャンクフードや、レストランで揚げものを食べるのは制限するよう、いつも伝えています。

トランス脂肪の危険性が世間に広まるにつれ、植物性ショートニングなどの調理用油脂の生産者は、似たような製品でトランス脂肪酸を含まない、完全水素添加油脂に移行しました。ですが、ショートニングはそもそも重度に加工された食品ですし、お菓子や加工菓子に使用されていることが多いので、やはりショートニングは避けるに越したことはないと思います。

メンタルにいい炭水化物のとり方

炭水化物と聞くと、パンや米、パスタ、ジャガイモ、そのほかの主食など、でんぷん質の食品を思い浮かべるのではないでしょうか。確かにこれらは、伝統的に世界中の食卓に上ってきた、炭水化物のおもな供給源です。しかし、炭水化物のなかでもっとも単純なものといえば糖質であり、現代の食事、とくに標準的なアメリカの食事では、カロリーの大部分を占めています。

より複雑な炭水化物は、リンゴなどの果物、ブロッコリーなどの野菜、レンズ豆などの豆類に含まれています。炭水化物をカットしようとして、ブロッコリーやレンズ豆を控える人なんているでしょうか？　おそらくいないと思います。だからこそ、炭水化物に関する論争でさまざまな派閥の意見が飛び交うなか、患者へのアドバイスは冷静に行うように心がけています。炭水化物をすべてひとくくりに有害な食品として扱うのは軽率であり、そろそろもっと賢明なアプローチをとるべきです。

炭水化物に関する研究や議論のほとんどは、代謝の健康に関するものです。ただし、あらためて言いますが、代謝の健康はすなわち精神の健康でもあるのです。ですから、代謝の健康を改善するための炭水化物のとり方は、不安の改善にも役立ちます。

炭水化物の質とグリセミック指数

脂質のときもそうでしたが、重要なのは質のいい炭水化物を食べることです。体は、すべての炭水化物を同じように処理するわけではありません。炭水化物の種類によって、体に与える代謝効果が異なるという証拠はいくらでもあります。なかには、ほかの炭水化物よりもエネルギー効率が高く、摂取量に対してたくさんのエネルギーを生むものもあります。また、炎症を誘発するものもあり、第6章で触れた代謝疾患のリスクを上げます。ほかには、食物繊維などの重要な栄養成分を補うものもあります。

炭水化物の質がどう決まるかという栄養化学については置いておくとして、どの炭水化物をとり、どの炭水化物を避けるべきかを判断するのに役立つ重要な情報だけはお伝えします。**グリセミック指数（GI値）は、それぞれの種類の炭水化物が血糖値を上昇させる速さ、つまり、食べたものが血中でエネルギーに変わるのにかかる時間を、100段階で示したもの**です。数値が低いほど血糖値の急上昇が少ないことを意味するので、ほとんどの場合、そのほうが健康的です。血糖値の急上昇は代謝に負担をかけ、不安症のリスクも上げる代謝障害につながります。

純ブドウ糖のGI値は上限の100に設定され、それより消化に時間のかかる複雑な炭水化物はスコアが低くなります。GI値の高い（70以上）食品には、白パン、白米、皮をむいたジャガイモ、多くの加工朝食シリアルなどがあります。GI値が中程度（56〜69）の食品には、全粒粉パン、バスマティ米、皮つきジャガイモ、バナナやブドウなどの特定の果物が含まれます。そしてGI値が低い（55以下）食品には、オーツ麦や玄米などの穀物、キノコ、桃やベリーなどの果物があります。

高GI値の炭水化物の多い食生活を送っている人は不安症の発症率も高いということが、動物と人間の観察実験、および特定の患者の症例研究によりわかっています。また高GI値の食事は、うつ病の危険因子であり、炎症マーカーの濃度を引き上げたり、代謝の健康状態を悪化させたりします。どれも、不安症の併存疾患（同時に発症するが必ずしも因果関係はない疾患）としてお馴染みの症状です。

ですから、炭水化物を真剣にカットしたいと思っていない人も、せめて加工食品やそのほかの高ＧＩ炭水化物を低ＧＩ炭水化物に置き換えるのを検討してみてください。加工された朝食用シリアルの代わりに、スティールカットオーツ麦（オーツ麦のもみ殻をむいて割ったもの）とベリー類を食べましょう。ジャガイモの代わりにサツマイモを食べるのもいいですし、ニンジンや、冒険してタロイモのような根菜にチャレンジしてみるのはもっとおすすめです。甘いものが食べたいときは、スイーツの代わりにリンゴやオレンジ、バナナを食べましょう。

近年、血糖値に悩むわたしの患者のなかには、血糖値を常時トラッキングできる、持続血糖モニターというデバイスを使用している人もいます。これを使うと、さまざまな食品が、それぞれ血糖値をどう変動させるか正確に知ることができます。結果はおおむね、これまでにわかっているＧＩ値通りになりますが、なかには、血糖値が想定を超えて急激に上がったり下がったりする予想外の結果が出るケースもあります。この臨床データを見て、わたしたちの体は一人ひとり違い、同じ食品に対しても反応は異なる可能性があるという教訓を得ました。今後パーソナライズされた医療が、さらに重要になってくるということでもあります。

食物繊維はあなたの味方

低GI炭水化物を多く含む食品には幸い、食物繊維が多く含まれがちです。食物繊維は不安を軽減する食事に欠かせない要素です。食物繊維自体は炭水化物ではありませんが、果物、野菜、豆類、全粒穀物などの、炭水化物を多く含む食品によく含まれます。食物繊維自体は消化・吸収できない栄養素であり、代わりに栄養面で独特の役割を果たしています。エネルギーには変換されませんが、**食欲を抑制し、消化を遅らせ、老廃物の排出を促し、腸内マイクロバイオームを健康にする**などします。

最近の研究では、**食事療法で不安と闘うには、食物繊維が重要な要素の1つ**であるといわれはじめています。たとえば、2021年にイランで行われた研究では、食物繊維を多く含む食事が、不安の軽減と相関関係にあると示されました。さらに、食物繊維は炎症やうつ病に対して、防壁の役割を果たすことがわかりました。また、コレステロール値などの代謝の健康指標を改善することは、昔から知られています。

食物繊維をとるとこのようないい効果が表れるのは、食物繊維が腸の健康促進にひと役買っているからです。第2章で説明したように、腸内微生物叢は細菌の種類によって、異なる物質を食べて繁殖します。細菌にとって栄養となる食品はプレバイオティクスと呼ばれ、なかでも極めて重要なプレバイオティクスが食物繊維です。食物繊維は有益な細菌株の繁栄を助け、有毒な菌株を抑制し、ミネラルの吸収率を高め、腸の透過性と免疫反応を改善します。

さらに最近の研究によると、短鎖脂肪酸（SCFA）などの重要な代謝調節物質を生成する細菌は、腸を通過する食物繊維を食べて繁殖することもわかってきました。つまり、食事に食物繊維が豊富に含まれていると、善玉菌が増え、腸の健康状態がよくなり、代謝の健康状態がよくなり、そして不安が軽減されるのです。

現代のアメリカの食生活では加工炭水化物が普及しているため、十分な量の食物繊維を摂取するのがなかなか難しくなっています。基本的に成人は、1日あたり少なくとも25〜35グラムの食物繊維を必要としますが、典型的なアメリカの食事には1日あたり約15グラムしか含まれていません。食物繊維がほとんど、またはまったくない、動物性および魚介類由来の脂質とタンパク質が中心の、低炭水化物の食事では、十分な食物繊維をとるのはとくに難しいでしょう。

食物繊維は植物、とくに全粒穀物や果物、ナッツ類、豆類、レンズ豆、葉物野菜から得られます。サイリウムハスク（メタムシルなどのブランドで販売されている食物繊維の粉末の主成分）などを使えば、自然由来の食物繊維を食事で補給できますが、食物繊維が豊富な食品はほかにもさまざまな面で健康的な食品が多いため、まずは自然食品から多くの繊維を摂取するのをおすすめします。

砂糖（および人工甘味料）について

この本では、砂糖のとりすぎによって不安が悪化した患者の例を何人か見てきました。これは、高ＧＩ炭水化物が不安を助長するという知識に沿っています。砂糖はＧＩ値がもっとも高い食品の1つであり、大した栄養にはならないものの、素早くエネルギーに変換されます。**甘いものを食べてエネルギーが急激に上がり、それほど間を置かずして今度はエネルギーが急激に低下する「シュガーラッシュ」**の感覚を経験したことがある人は多いでしょう。この状態から、高揚感をとり戻すためにさらに糖分を摂取する羽目になり、悪循環に陥り、やがて不安につながります。

フランスで行われた大規模な横断研究によると、**45歳未満の不安症かつ非糖尿病患者は、不安症でない人よりも砂糖を多く摂取している**ことがわかりました。砂糖の摂取はうつ病とも相関関係があり、代謝を悪くするおもな要因の1つです。砂糖を大量に摂取すると腸の健康も損なわれ、炎症を誘発する細菌が繁殖しやすくなり、腸粘膜を維持するはずの抗炎症性細菌の働きが悪くなります。ちなみに、こうした影響は、食物繊維によってもたらされるものとは正反対です。食物繊維は体の健康を促進し、不安症と闘う手助けをしてくれますが、砂糖は体の健康を害し、不安を増大させるのです。

残念ながらわたしたちの体は、砂糖と同じように食物繊維を欲したりしません。冗談交じりに自分は「砂糖中毒」だと言う人もいますが、強迫的に砂糖をとらずにはいられなくなる症状と薬物中毒には、実際、類似性があります。砂糖によって活性化される脳の神経経路は、麻薬性鎮痛薬によって活性化される神経経路と似ています。甘いものへの欲求は強力であり、だからこそ、不安症がこれほどまでに広く蔓延しているのでしょう。

砂糖が不安を引き起こすというのは、最近になってようやく解明されはじめたばかりですが、それとは別に、砂糖がそもそも健康に悪いというのは前々から知られていました。そのため、人は砂糖の悪影響をかわしながらも甘いものへの欲求を満たそうと、スクラロース（ブランド名：スプレンダ）やアスパルテーム（ブランド名：ニュートラスイートやイコール。ダイエットコーラをはじめ、多くのダイエットソーダに使用されている）などの人工甘味料に頼るようになりました。２０２３年7月、アスパルテームはＷＨＯ、国際がん研究機関（ＩＡＲＣ）、合同食品添加物専門家会議（ＪＥＣＦＡ）によって、ヒトに対して発がん性の可能性があると指摘されました。ＩＡＲＣの挙げた証拠はまだ完全な証明には不十分ですが、それでも注目に値する結果です。

残念ながら、こうした研究により、人工甘味料は期待していたような物質ではないことがわかりました。人工甘味料は、腸内の悪玉菌にご馳走を提供し、腸内毒素症を促進します。第2章で紹介したティロという患者が、まさにそのケースでした。なかでもとくにアスパルテームは、動物と人間を対象にした実験の両方で、不安症状と関連していることがわかっています。

わたしは人工甘味料全般に否定的です。どうしても人工甘味料なしでは生きていけないという場合は、エリスリトールなら、人も腸内細菌も消化できない天然甘味料なので、不安症や代謝機能障害を引き起こす可能性は低いでしょう。あるいは、特定の果物に自然に含まれる化合物である、アルロースでもいいかもしれません。アルロースの不安に対する影響についてはまだ研究が進んでいませんが、代謝の健康に対する影響についてはすでに研究がはじまっており、希望がもてそうな結果が出ているので、節度をもって試してみる価値はあるかもしれません。

グルテンは本当に有害なのか？

炭水化物に関してとくに論争を呼んでいるのは、グルテンの有害さについてです。グルテンはいくつかの穀物、とくに小麦に含まれるタンパク質です。グルテンフリーの食事、グルテンフリーのパン屋のほか、グルテンフリーを積極的に宣伝する食品のラベル（そもそもグルテンが含まれるような食品かどうかに関係なく宣伝されています。「グルテンフリー」の水すらある始末です！）の急増からわかるように、グルテンを控える動きが広がっています。

ですが、グルテンは必ずしもすべての人に有害というわけではありません。砂糖やトランス脂肪とは異なり、グルテンは本質的に悪いものではありません。ただ、元はごく一部の人がグルテンに深刻な影響を受け、実害を被っていたのが、過去数十年で影響を受ける人が劇的に増加しています。科学者たちは、このグルテン不耐症の人の増加が、小麦の変化によるものだと考えています。今日の小麦は、交配や改良が進み、元の古代穀物とはまったく異なるものになっています。できるだけ安く、かつ効率的に、収穫量を増やせるように設計された工業的農業は、穀物の品質をどうしようもなく損ないました。結果、わたしたちの体の穀物に対する反応が変わったのです。

グルテン不耐症は、セリアック病患者にいちばん顕著に現れます。セリアック病は慢性の自己免疫疾患で、グルテンが腸内で免疫反応を引き起こし、腸粘膜の一部を損傷します。その結果、疲労や下痢、重要な栄養素の吸収率低下など、さまざまな症状が現れます。第3章で学んだ、腸粘膜における免疫系の役割を思い返せば、セリアック病が不安症とも関連しているというのは予想できるでしょう。この関連性を示す研究は数多くありますが、そのなかで、過去の37件分の研究をまとめた2020年のレビュー論文によると、セリアック病にかかっている人は、不安症だけでなくうつ病やADHDなどのほかの精神疾患を発症している確率も高いことがわかりました。

セリアック病の治療はグルテンを避けることなので、グルテンフリーの食事を心がければ、不安症の緩和にも役立つ可能性があります。とはいえ、セリアック病の罹患率は人口の約1パーセントです。慢性疾患としてはかなり高い数値ですが、それでも一般的というほどではありません。

問題を複雑にしているのは、グルテン過敏症と呼ばれる症状です。罹患者はセリアック病の約6倍と推定され、より一般的ではありますが、解明はあまり進んでいません。グルテン過敏症は必ずしもセリアック病の前兆や軽症というわけではなく、また別種の免疫反応に根差しています。まだ解明すべきことがたくさんありますが、いくつかの研究では、不安症と関連があるとされています。

不安症かつグルテンに敏感なら——たとえば、小麦製品を食べたあとお腹が張ったり、ガスが溜まったり、胃腸の調子が悪くなったりしたら——グルテンフリーを心がければ、たとえセリアック病の診断が陰性であっても、不安が軽減される可能性があります。ですが、グルテンが原因だと信じる確固たる根拠がない限り、グルテンを心配しすぎるより先に、炭水化物の質に気をつけたほうがずっといいでしょう。また、グルテンの問題は工業的農業に関係しているため、どんな食品からグルテンをとるかも考えるべきです。工場で加工されたパンは、パン職人が伝統的な穀物と発酵種からつくったサワードゥ（小麦粉またはライ麦粉と水のみのパン）とは異なります。

メンタルにいいタンパク質のとり方

ほかの2つの主要栄養素と比べると、タンパク質はそれほど議論の余地がありません。何からタンパク質をとるべきかについてはいろいろと議論がありますが、タンパク質が重要であるという事実は世間一般に広く認められています。低タンパク質食も一応存在しますが、腎臓病や肝臓病の治療など、まれなケースでしか推奨されません。ですから、いくらなんでも、主要栄養素をターゲットにしたダイエットで、低タンパク質食が流行することはないでしょう。

食事のなかでもタンパク質の重要性は普遍的に受け入れられているからか、タンパク質の不安症への影響は、それほど研究されていません。ただ、タンパク質不足が不安を助長する可能性があるという証拠はあります。たとえば2020年にインドの学童を対象に行われた研究では、牛乳や豆類など、タンパク質が豊富な食品をあまりとっていない人は不安レベルが高いことがわかりました。しかし、先進国に住む人々にとっては基本的に、タンパク質欠乏症を心配する必要はないでしょう。それより、タンパク質およびその構成要素であるアミノ酸をどんな食品からとるかのほうが重要です。

植物性タンパク質と動物性タンパク質

主要栄養素に関する論争でもっとも白熱しているテーマの1つが、動物性食品を食べるべきか、植物性食品に限るべきかというものです。植物性食品を中心とした食習慣は古代にまでさかのぼります。ピタゴラスやプラトンなどのギリシャの哲学者は、道徳的および健康上の理由から菜食主義をすすめていました。ヒンズー教や仏教などの宗教は、動物を食べることを禁じています。また、ダ・ヴィンチ、ルソー、ヴォルテールなど、ルネッサンスや啓蒙時代の思想家たちも菜食主義に転向しました。

その数世紀後、アルバート・アインシュタインは「菜食主義への進化ほど、地球上の生命の存続の可能性を高めるものはない」と述べました。そしてアインシュタインの時代以降、わたしたちは家畜の大量飼育が動物虐待を助長し、持続不可能なやり方で環境を脅かすということを、はるかに深く理解するようになりました。

動物性食品の一切を避けるヴィーガン食は、近年爆発的に増加している新しいトレンドです。ヴィーガン主義は2014〜2018年にかけて、約600パーセント増加し、「植物由来」と表示された食品や飲料の数は2012〜2018年にかけて287パーセント増加しました。わたしの診療所で目にする限り、とくに若い患者の間で、植物由来の食事に移行する動きは今後も拡大し続けるでしょう。

わたし自身はベジタリアンですが、すべての人の食習慣の自由を尊重していますし、肉や魚介類それぞれが秀でている栄養価についても認めています。異なる食習慣同士、分裂するのが賢明だとは思えません。わたしはシェフとしても臨床医としても、すべての食べものを尊重し、環境問題や社会問題をできる限り考慮するようにしています。

最近、ベジタリアンと肉食者《ミータリアン》のどちらが精神が健康になるか、という内容の記事をよく見かけるようになりました。これらの記事は必ずしも完全にデタラメというわけではなく、医学的研究に基づいていることも少なくありません。

たとえばあるメタ分析（複数の研究データを統合的に分析すること）は、ミータリアンのほうがヴィーガンよりも不安症やうつ病の発症率が少ないことを発見しました。別のレビュー研究は、ヴィーガンのほうが雑食者よりもストレスや不安が少ないと主張しています。また、フランスとオーストラリアの研究では、ベジタリアンの食習慣と不安レベルの変化との間に、関連性は見つかりませんでした。

幅広い研究結果が示すように、菜食主義や雑食主義の食習慣と不安との関連性を示す決定的な証拠はありません。これは、20年以上の臨床経験に鑑みた、わたしの見解とも一致します。動物を食べたくない理由が思いやりからくるものだろうと、環境への配慮からくるものだろうと、人によっては、動物を食べることとの心理的負担は、肉を食べることで得られるメリットを帳消しにして余りあるほど重いのです。わたしは熱心なベジタリアンに、決して主義を曲げさせようとはしません。ベジタリアン食でも、栄養を十分に摂取する方法はいくらでもあります。

ベジタリアン食を選ぶ場合は、栄養が不足している可能性をつねに念頭に置いておきましょう。たとえば、魚を食べずにオメガ3脂肪酸を十分に摂取するのは難しいと以前説明しましたが、アマニやクルミ、大豆などのＡＬＡが豊富な植物性食品と、ベジタリアン向けの藻類サプリメントを組み合わせれば補うことは可能です。第8章では、植物性食品中心の食習慣で、微量栄養素が不足するリスクについても説明します。

食事に動物性タンパク質をとり入れる場合は、脂っこいチーズバーガーやフライドチキンではなく、全脂肪乳製品、オメガ3脂肪酸が豊富な魚、高品質の鳥肉、豚肉、牛肉を適度に摂取することが大切です。また、肉といっしょに、全粒穀物、インゲン豆、レンズ豆、色とりどりの野菜、そのほかの不安をやわらげる化合物や食物繊維をとれる植物性食品を食べましょう。

アミノ酸――トリプトファンとグルタミン酸

脂肪酸が脂肪の構成要素であるのと同様に、アミノ酸はタンパク質の構成要素です。体は食べものからタンパク質を摂取し、それをアミノ酸に分解します。アミノ酸は、消化、代謝、成長、免疫、そして心の健康などを促進し、体の機構を動かしつづけるために膨大な数の仕事をこなします。

トリプトファンは必須アミノ酸の1つ——つまり、体内で自然に生成されることはなく、食べものからのみ摂取できます。トリプトファンは、タンパク質の合成と代謝のプロセスにおいて、さまざまな役割を果たしますが、いまのわたしたちにとってもっとも重要なのは、セロトニンの前駆体でもあるという事実です。第2章で説明したように、**セロトニンの生成には、食事でトリプトファンを安定的に摂取することと、健康な腸内マイクロバイオームの両方が必要**であり、腸内マイクロバイオームの乱れは、トリプトファンのセロトニンへの変換効率に影響を与える可能性があります。

トリプトファンを制限または補給する実験により、トリプトファンが健康的なセロトニン濃度を維持する役目を担っていると証明されましたが、トリプトファンが不安に与える直接的な影響については、不明瞭な結果も散見されます。

なかにはトリプトファンを多く含む食事が、あまり含まない食事と比べて不安を軽減することを示す研究があります。以前の研究では、トリプトファンのサプリメントを摂取することで不安が軽減されるものの、食事でとれるトリプトファンの量を増やしても、不安は軽減されないという結果になりました。ですが最近の研究は、この考えに異議を唱えています。ところがさらに最近の別のレビュー研究では、トリプトファンの値が下がることと不安レベルの間に相関関係は見つかりませんでした。

確固たる証拠はありませんが、わたし自身は臨床経験を経て、不安症とトリプトファン、腸内マイクロバイオームの間に十分な関連性があると考えています。ですから、食事にトリプトファンを豊富に含むタンパク質をつねにとり入れることを推奨しています。トリプトファンは鳥肉に多く含まれていますが、マグロやサーモンなどの魚にも含まれています。ほかにも、大豆や豆腐、ヒヨコ豆、パンプキンシードなどの植物性食品にも含まれています。

トリプトファンとは対照的に、グルタミン酸は必須アミノ酸ではないので、体内で合成できます。ですが、トマトやチーズなどの天然の食品にも含まれていますし、グルタミン酸ナトリウムの形で人工調味料に含まれています。グルタミン酸ナトリウムは、さまざまなアジア料理に、風味を高め、うま味を足す添加物として広く使われており、世界中の調味料やスナックにもよく入っています。20世紀に「中華料理店症候群」と呼ばれる偽の症状と関連づけられ、頭痛やそのほかの軽度の病気を引き起こすとされましたが、科学的な根拠はありませんでした。

グルタミン酸ナトリウムはいまでは一般的に食べても安全と認識されていますが、不安を増大させる可能性はあります。グルタミン酸はセロトニンやＧＡＢＡと同じく、脳内で活発に働く神経伝達物質です。ただし、セロトニンとＧＡＢＡは抑制性神経伝達物質で、神経細胞が興奮しすぎないように鎮静する働きがあります。

一方、**グルタミン酸は興奮性神経伝達物質で、神経細胞を刺激して活動させる**ので、過剰に摂取すると脳が落ち着かなくなったとしても、不思議ではありません。現在進行中の研究では、選択的セロトニン再とり込み阻害薬（ＳＳＲＩ）の代わりとして、グルタミン酸の伝達を変化させる医薬品の可能性を探っています。さらに、食事に含まれるグルタミン酸と不安の増幅の関連性を示す動物実験もあります。しかしほかの研究者の間では、グルタミン酸ナトリウムが加工食品に多く含まれがちなので、不安への悪影響もその事実に関連しているのではないかと考察されています。

この研究を追っているいま現在、グルタミン酸を完全に避けるべきといえるほどの十分な証拠は見つかっていません。それでもわたしのクリニックでは、グルタミン酸ナトリウムをたっぷり含んだ菓子類やテイクアウト食品は控えるよう、患者に伝えています。これらの食品はたいていヘルシーとは言い難く、それ自体が不安を悪化させる可能性があります。

加えて、トマトやキノコに含まれる天然のグルタミン酸についても注意を促しています。それらは本来ヘルシーなホールフードですが、それにもかかわらず、食べたあとに不安が増したという患者がいました。これはまれなケースですし、これらの食品は、制限するにしても最後の手段になる類のものです。とはいえ、念頭に置いておく価値はあります。

主要栄養素の力を最大限に生かす

第3部では、具体的な食事プランとレシピを詳しく説明しますが、食事の最大の構成要素である各主要栄養素がどのように組み合わされるべきか、なんとなくわかってきたのではないでしょうか。ここでは各主要栄養素をそれぞれ完全に別個のものとして説明しましたが、ほとんどの食品には複数の主要栄養素が含まれており、1回の食事には3つすべてが含まれている必要があります。体にいい主要栄養素ができるだけ多く含まれている食品をつねに探すようにしましょう。

たとえば、**サーモンはタンパク質と、絶対に外せないオメガ3脂肪酸がとれる、すぐれた食材**です。インゲン豆、レンズ豆、ヒヨコ豆はタンパク質と炭水化物両方が含まれており、さらに健康的な量の食物繊維が含まれています。目玉焼きを添えたアボカド・サワードゥトーストを食べれば、健康的な一価不飽和脂肪酸、食物繊維が豊富な中GI炭水化物、タンパク質がとれます。組み合わせ方の基本をつかんだら、新鮮かつ健康的な抗不安食を組み立てるのは、楽しくておいしいパズルゲームになるでしょう。

あらゆる食品には複数の主要栄養素が含まれていますが、それ以外にも、体にとって欠かせない物質が豊富に含まれています——そう、ビタミンやミネラルです。これらの必須栄養素は主要栄養素に比べてはるかに微量なので、わたしたちはこれを微量栄養素と呼んでいます。次は、微量栄養素について見ていきましょう。

第8章 微量栄養素のとり方

インドラは25歳のジャーナリスト。長い間、不安感と疲労感に悩まされていると言ってわたしのもとにやってきました。コロナウイルス感染症が全世界に広がったとき、多くの人が外出を控えるようになりましたが、インドラもそんな1人でした。マンションにこもってパソコンで調べものをしたり、記事を書いたりして、ほとんどの時間を過ごすようになったのです。アプリを使って自宅でエクササイズを続けていたので、座ってばかりいたわけではありません。

けれどもワクチン接種を受け、パンデミックが最悪期を脱しても、屋外で運動することを考えると不安になりました。そのうえ、疲労感がどんどん増していき、仕事の締め切りを守るのが難しくなりました。締め切りに間に合わないかもしれない、仕事をくれる人がいなくなるかもしれない、そう考えるとさらに不安が増します。彼女は自分が抜け殻になったような気がしました。はじめ、インドラはこうした状態を燃え尽き症候群と考えていました。しかし状態が悪化したことで、食事に何か問題がないか知るためにわたしに会いに来ました。

わたしは彼女の食歴を詳しく聞きとりました。こうした聞きとりを行うと、多くの場合、明らかに体に悪いものが見つかるのですが、インドラは違いました。実際、彼女は食に対する意識が非常に高く、パンデミックでレストランが休業している間に野菜中心の食事に切り替えていました。主要栄養素を見ても、彼女と同世代でライフスタイルも似た女性にわたしがすすめるのと同じくらいの量をバランスよくとっています。そこでわたしは気がつきました。問題を解決するにはもっと細かい点に目を向けなければならなかったのです。

インドラの症状のいくつかから、ビタミンとミネラルの不足が懸念されました。ほとんど屋内《おくない》で過ごしていること、ボストンのあたりは曇りの日が多いこと、そしてインドラの肌の色から、ビタミンDの不足が予想されました。また、野菜中心の食事をしていると、鉄とビタミンB_{12}を適量とることが難しくなります。さらに、彼女の活力不足はビタミンCの不足が関係しているのではないかと思われました――ビタミンCは鉄の吸収を助けるので、ビタミンCが不足すると鉄不足が深刻化する可能性があります。

わたしたちはこれらの値を確かめるために一連の検査を行いました。結果は予想通りでした。インドラはビタミンB_{12}、C、Dが不足し、鉄欠乏性貧血を起こしていました。鉄とビタミンB_{12}については、動物性食品をとらずに適量を摂取できるよう、サプリメントを使うことにしました。そして、毎日5サービング（サービングは食事の提供量の単位）を目途にホウレンソウなどの葉物野菜を食べるようすすめました。彼女はたくさんのミックスグリーンサラダをつくりはじめ、それにビタミンCが豊富な赤パプリカやレモンの皮を加えました。ドレッシングはしぼりたてのレモン汁です。

週に数回、デザートとしてキウイを食べました。キウイもビタミンCのすばらしい供給源です。またビタミンDについては、暖かくなってきたので、少なくとも10分は太陽のもとで過ごすようにしてもらいました。そして、日に当てたキノコを食事にとり入れることをアドバイスし――キノコに含まれているグルタミン酸が彼女の不安を亢進《こうしん》させないか注意していましたが、そのようなことは起きませんでした――、どの植物性ミルクならビタミンDが強化され、砂糖があまり含まれていないかを確認してとりいれてもらいました。

数週間のうちにインドラの不安はやわらぎ、また活力が湧いてきました。ビタミンDのレベルが上がるには数か月かかりましたが、それ以外はすぐに正常値になりました。不安な気もちが落ち着き、活力が戻るにつれ、彼女は抵抗なく屋外で過ごしたり、瞑想をしたり、ジムに再び通ったりできるようになりました。そして、これが仕事への情熱をとり戻すことにもつながりました。

ごくわずかな量の物質が健康にこれほど大きな影響を及ぼすなんて、信じられないようなことです。微量栄養素は酵素、ホルモン、免疫、代謝の機能や生体内のさまざまな作用を適切に維持するのに欠くことのできないものです。さらに、脳のなかでも重要な役割を果たし、とりわけ大切なのが神経伝達物質の適切な合成と放出です。これらのシステムが密接に結びついていることを考えると、なぜ微量栄養素の不足が不安を引き起こすのかがより明確になるでしょう。

微量栄養素はどれだけ必要？

微量栄養素についてみていくと、さまざまなビタミンとミネラルを十分摂取することの重要性がよくわかるでしょう。しかし、十分とはどれくらい？　その答えは、微量栄養素の種類や、あなたの性別、年代、そのほかの事情によって変わります。通常、何がどれだけ必要かは男女で異なり、若年層と高齢層でも異なっています。また、妊娠中、授乳中の女性にとくに必要な栄養素もあります。

これらすべてのケースを網羅するガイドラインをさまざまな保健機関が発表しています。本書では、全米科学・工学・医学アカデミーの食品栄養委員会が設定した食事摂取基準を用いることにします。重要なのは推奨量（ＲＤＡ）で、これは各年齢、性別グループの平均的な人がよい健康状態を保つために必要な微量栄養素の基準値を示したものです。ＲＤＡに関する詳しい情報については、米国国立衛生研究所ダイエタリーサプリメント室のホームページ（https://ods.od.nih.gov/factsheets/list-all/）をご覧ください。

RDAは有用ですが、わたしは臨床経験を積むうちに、それは出発点にすぎないと気づきました。不安と闘うために微量栄養素をとるなら、RDAをしっかり守るのではなく、食事を変えて症状がどうなるかを観察しながら摂取量を調節するほうがいい。わたしは患者にいつもそう言っています。

微量栄養素をどれだけ効率的に吸収できるか

微量栄養素の適正量についてもう1つ問題なのは、どれだけとり入れるかではなく、どれだけ吸収するかが重要だという点です。ビタミンやミネラルを大量にとり入れても、ほかの老廃物といっしょに体外に排出されるとそれでおしまいです。多くの場合、微量栄養素の摂取が増えるにつれ、吸収率は低下します——必要量を満たすと、体はこうしてビタミン、ミネラルの量を調整するのです。

厄介なことはほかにもあります。たとえば、**微量栄養素の吸収を妨げる反栄養素**という化合物。全粒穀物はビタミン、ミネラルが豊富ですが、フィチン酸塩（またはフィチン酸）と呼ばれる物質も含まれていて、これにはカルシウム、鉄、マグネシウム、亜鉛などのミネラルと結合する性質があります。フィチン酸塩と結合した栄養素は消化管で吸収されません。

フィチン酸塩はアマランス（キヌアと並ぶスーパー穀物）や豆類、ナッツ、種子にも含まれています。お茶やコーヒー、豆類に含まれているタンニン、豆類や穀物に含まれているレクチン、サポニン、ホウレンソウやスイスチャードに含まれているシュウ酸塩、ブロッコリーや芽キャベツのような野菜に含まれているグルコシノレートにも似たような性質があります。

反栄養素はミネラルの吸収を妨げる働きがあるものの有害な物質ではありません。これを含むアブラナ科の野菜や全粒穀物、豆類は極めて強力な抗不安作用があるため、避けるべきではありません。また、反栄養素にもさまざまな健康上のメリットがあります。たとえばフィチン酸塩はコレステロール値の低下と血糖の調整に役立つことがわかっています。第9章ではアブラナ科の野菜に含まれるグルコシノレートの不安を軽減する働きについて見ます。

▶さまざまな反栄養素

反栄養素	食べもの	吸収を阻害される栄養素
グルコシノレート	アブラナ科の野菜：ブロッコリー、芽キャベツ、キャベツ、カリフラワー、ケール	ヨウ素
レクチン	インゲン豆、ヒヨコ豆、レンズ豆などの豆類、全粒穀物	カルシウム、鉄、亜鉛
シュウ酸塩	ホウレンソウ、スイスチャード（フダンソウ）などの葉物野菜、お茶、インゲン豆、ナッツ、ビーツ	カルシウム
フィチン酸塩	全粒穀物、種子、豆類、ナッツ	鉄、亜鉛、マグネシウム、カルシウム
サポニン	全粒穀物、豆類	ビタミンA、ビタミンE
タンニン	お茶、コーヒー、豆類	鉄

反栄養素が問題となるのは、特定のビタミンやミネラルが不足している場合だけです。もしそうなら、しっかりとした食事計画を立て、食べものの組み合わせを変えるといいでしょう。たとえばミネラルが豊富な食事なら、フィチン酸塩が多く含まれる穀物を避けるのです。水に浸す、発芽させる、茹《ゆ》でるなどの下準備によって、反栄養素を減らすことも可能です。

栄養強化食品で微量栄養素の不足を補える？

20世紀半ばに加工食品が広まると、食品科学者は、加工によって多くの場合、食品に含まれる微量栄養素が失われることを理解しはじめました。たとえば全粒の小麦を精白粉に加工すると、食物繊維だけでなく、ビタミンB群や鉄も失われます。そのため多くのメーカーが加工後、これらの微量栄養素を加えて小麦粉を「強化」し、栄養価を高めています。米国食品医薬品局はこれに対する監督を行い、加工食品に各微量栄養素をどれだけ加えるべきかを示すガイドラインを作成しています。

栄養価を高めることが、微量栄養素の不足から生じる疾患の予防に役立つことが明らかになっています。しかし、栄養素をあとで加えても、加工食品が健康食品に変わるわけではありません。今日、さまざまな非加工食品を入手できることを考えると、栄養強化食品、とくに強化された穀類を利用して微量栄養素をとることはおすすめしません。それにはいくつかの理由があります。強化の過程で栄養素の一部は加えられますが、すべてが加えられるわけではないのです。

たとえばメーカーは小麦粉にビタミンB群と鉄を加えるかもしれませんが、食物繊維や亜鉛、マグネシウムは加えられません。これらはどれも大切な栄養素です。また、さらに重要なのは、栄養強化される加工食品が、健康的な食習慣につながるものではないという点です。飽和脂肪酸、トランス脂肪酸や添加糖類が不安を増す可能性があることはすでに見た通りです。ビタミンは大切ですが、これを砂糖の入った朝食用シリアルやスナック菓子に加えても、不安のリスクが低減したりはしません。

栄養強化食品が役立つことはあります。たとえばインドラは栄養強化ナッツミルクを飲んでビタミンDを増やしました。しかしほとんどの場合、加工していない食べもののほうが栄養を十分、自然な形でとることができ、不健康な食品を遠ざけられます。

メンタルを強化するビタミン類のとり方

インドラに対してわたしが設定したおもな治療目標は、活力 *vitality* の回復でした。「活力 vitality」と「ビタミン vitamin」の語根が同じなのは偶然ではありません。「vita」はラテン語で生命を意味します。**ビタミンは生きていくために必要な有機化合物。体内で合成できず、そのため食べものから摂取しなければならない必須栄養素です。人は13種類のビタミンを必要としています。**4種類の脂溶性ビタミンと9種類の水溶性ビタミンです。脂溶性ビタミンには、ビタミンA、D、E、Kがあります。水溶性ビタミンにはビタミンCと8種類のビタミンB群——チアミン（ビタミンB_1）、リボフラビン（ビタミンB_2）、ナイアシン（ビタミンB_3）、パントテン酸（ビタミンB_5）、ピリドキシン（ビタミンB_6）、ビオチン（ビタミンB_7）、葉酸（ビタミンB_9）、コバラミン（ビタミンB_{12}）——があります。

脂溶性ビタミンはあなたがとった脂肪といっしょに吸収されます。余ったものは肝臓や脂肪組織に何か月も貯蔵され、あとで利用することが可能です。水溶性ビタミンは余ると尿として排出されます。蓄えることができないので、健康を保つには毎日摂取する必要があります。

ビタミンはどれも不安にかかわっています。けれども、ここでは脳の健康にとってもっとも重要なビタミンB、C、D、Eについてみていきましょう。

ビタミンB群の種類について

ビタミンB群にはたくさんの種類があり、それぞれに数字と名前がついているので少しややこしいかもしれません。ビタミンB群はビタミンの研究が盛んになった20世紀前半に発見、命名されました。そして、発見順に番号が振られました。数字が連続していないのは、「ビタミン」という言葉の定義によるものです。ビタミンB_3とB_5の間にアデニンという化合物が発見され、それがB_4になるはずでした。ところが研究が進むと、アデニンは体内で合成されることがわかりました。そのためビタミンには入らず、B_4はとばされたのです。B_8、B_{10}、B_{11}についても事情は同じです。

ビタミンB群は健康的な脳機能の維持に重要な役割を果たしています。脳のエネルギーの産生や、ドーパミンやセロトニンのような主要な神経伝達物質の合成にかかわっているのです。十分な合成が行われないと、不安が生じることがあります。また、**ビタミンB群は脳を若く保ち、認知力の改善や、認知症のような脳の変性疾患の抑制に役立つこともわかっています。**

不安に対するビタミンB群の役割について行われた研究はそれほど多くありませんが、それらは重要視されています。ある集団ベースの横断的研究では、ビタミンB_1、B_3、B_5、B_7を適量~大量摂取すると不安が低減することが示されました。また別の無作為化対照試験（2つのグループに分けて、効果を比較する試験）では、ビタミンB_6、B_{12}を高用量投与すると不安とうつの軽減が期待できることが明らかになりました。さらに、61歳以上の成人で、ビタミンB_2、B_6、B_9の量が少ないほうから数えて20パーセントの範囲内にある人にはうつがよく認められ、B_6が不足している人は強い不安を感じているという研究結果も出ています。

なかには、ビタミンB群と不安との間にはっきりとした関係が認められない研究やレビューもありますが、わたしは、不安に悩まされている人はビタミンB群に注目すべきだと考えています。ビタミンB群の大半が食事に手軽に加えることのできる栄養豊富な食べものに多く含まれているとあってはなおのことです。

ビタミンB群――脳を若く保つ

ビタミンB群が何種類か含まれている食品はいくつかありますが、とくに全粒穀物、葉物野菜、ナッツ、種子、牛肉、豚肉、鳥肉、魚などに、多く含まれています。

・ビタミンB_1（チアミン）を多く含む食品：

脂肪の少ない豚肉や牛肉（とくにレバー）、小麦胚芽、全粒穀物、卵、魚、豆類、ナッツに含まれています。チアミンは穀物の精製や高温調理、水に浸すなどの処理によって壊れやすく、そのため、あとから食品に加えられることがよくあります。しかし、チアミンをとるなら加工されていないホールフードからとるのがいいでしょう。

・ビタミンB_2（リボフラビン）を多く含む食品：

乳製品（ただし、低脂肪の乳製品はリボフラビンの含有量が多くありません）や脂肪の多い魚、特定の果物と野菜、とくに緑黄色野菜に含まれています。精製された穀物の多くはビタミンB_2が強化されていますが、わたしは手を加えない食品からとるほうがよいと考えています。

・ビタミンB_3（ナイアシン）を多く含む食品：
牛肉や豚肉、鳥肉、魚、ナッツ、豆類、穀物に含まれています。動物性食品に含まれるナイアシン（そして精製された穀物の強化に使われるナイアシン）のほうが体は処理しやすく、そのため、野菜中心の食事をしているとナイアシンを適切なレベルに保つのは少し難しいかもしれません。サプリメントの利用についてかかりつけ医に相談するとよいでしょう。

・ビタミンB_5（パントテン酸）を多く含む食品：
牛肉や鳥肉、キノコ類、アボカド、ナッツ、種子、牛乳、ヨーグルト、ジャガイモ、卵、玄米、オート麦、ブロッコリーに含まれています。

・ビタミンB_6（ピリドキシン）を多く含む食品：
牛肉や豚肉、魚、ナッツ、豆類、穀物、果実、野菜に含まれています。多くのマルチビタミンサプリメントに入っており、さまざまな食品にも添加されています。

・ビタミンB_7（ビオチン）を多く含む食品：

牛レバーや豚肉、卵、サケ、アボカド、サツマイモ、ナッツに含まれています。また、抜け毛を抑え、肌と爪を健康的にするサプリメントとして売り出されています。

・ビタミンB_9（葉酸）を多く含む食品：

レバーや魚介類、卵、全粒穀物、青菜、新鮮な果物、豆類、ピーナッツ、ヒマワリの種に含まれています。葉酸は特定の先天異常のリスクを抑えることから、妊娠中の女性にとってはとくに重要です。１９９８年に米国食品医薬品局は食品会社に対して、栄養を強化した穀物製品に葉酸を加えるよう要請しました。大半の人は食事から十分な葉酸をとるべきですが、妊婦は葉酸のサプリメントも利用するといいでしょう。

・ビタミンB_{12}（コバラミン）を多く含む食品：

肉、卵、乳製品のような動物性食品に含まれています。そのため、野菜中心の食事をしていると、このビタミンが不足することが考えられます。また、ビタミンB_{12}は吸収されない場合があります。消化管で適切に吸収されるには、内因子と呼ばれるタンパク質が必要なのです。サプリメントに含まれるビタミンB_{12}は吸収しやすくなっているので、その利用を検討するのもよいかもしれません。

ビタミンC——酸化ストレスから脳を守る

ビタミンCはもっともよく知られているビタミンかもしれません。ビタミンCをたっぷりとると、風邪をはじめとする季節病を予防できるという考え方が広まっているからです（最初にそう主張したのは有名な化学者ライナス・ポーリングでした）。

この主張に科学的な裏づけはまったくありませんが（ある有名なレビューによると、被験者にビタミンCを大量摂取させても風邪の予防効果は見られませんでしたが、風邪の症状はそれほど重くなく、長くは続きませんでした）、ビタミンCが免疫機能を強化し、さまざまな代謝を助けているのは確かです。ビタミンCの著しい不足は、壊血病を引き起こし、歯茎から出血する、傷が治りにくいなどの症状が現れます。

ビタミンCは脳のなかで活発に働き、とくに抗酸化物質として、危険なフリーラジカル（活性酸素などの有害物質）が引き起こす酸化ストレスから脳を守っています。また、ビタミンB群同様、神経伝達物質、とくにドーパミンの合成と調整に重要な役割を果たしています。研究によると、**ビタミンCには気力を充実させる働きがあり、疲**

れをとり、気分を高めるのに役立ちます。ビタミンCの抗酸化作用が不安やうつなどの症状をどうやわらげるかを詳しく調べた研究もあります。二重盲検ランダム化比較試験（対象の薬・サプリメントを飲むグループとプラセボを飲むグループに分けて行う試験）では、ビタミンCの補給によって不安が軽減されることがわかりました。

・ビタミンCを多く含む食品：

柑橘類はビタミンCが豊富な食品です。しかし驚いたことに、キウイと赤パプリカにはそれ以上のビタミンCが含まれています。ベリー類、トマト、ジャガイモ、葉物野菜もビタミンCを含む食品です。ビタミンCは高温で加熱すると壊れ、煮たり茹でたりすると水に溶け出してしまうことがあります。調理をするなら、炒めるか、加熱を短時間に抑える方法がよいでしょう。そして、ビタミンCの豊富な熟した果物や野菜を生で食べるとなおよいでしょう。

ビタミンD――炎症を抑え、不安を軽減する

ビタミンDは「サンシャイン・ビタミン」として知られ、体内で生成できる唯一のビタミンです。皮膚が太陽の紫外線を浴びると、皮膚のなかのある物質がビタミンDに変わります。けれどもインドラのところで見たように、肌の色や気候、緯度、日焼け止め、家にこもりがちなライフスタイルはどれも、ビタミンDの適量摂取の妨げとなりかねません。

その結果、アメリカ人の77パーセントはビタミンD不足と推定されています。これは、誰もがあらゆる供給源、とくに食べものを利用して、できるだけ多くのビタミンDをとらなければならないということです。ビタミンDは魚、肉、乳製品に豊富に含まれています。野菜中心の食事をしている人はサプリメントの利用を検討するとよいでしょう。かかりつけ医に相談してください。

ビタミンDはカルシウムの吸収を助けて強い骨にする（これについてはのちほどお話しします）、炎症を抑える、免疫機能を高めるなど、体中で多数の重要な役割を果たしています。脳では神経保護作用を発揮し、認知機能の低下を防ぎます。ほかのビタミン同様、神経伝達物質の合成と調整にもかかわり、グルタミン、ノルエピネフリン、ドーパミン、セロトニンに影響を及ぼします。

ビタミンDはうつや不安がもたらす否定的な感情を軽減し、不足するとうつや不安の症状が出やすいことがわかっています。**ビタミンDが不足している患者にビタミンDを補給すると不安が軽減しました。**また別の研究で、ビタミンDのサプリメントを与えられた全般性不安障害（GAD）の患者は、対象群に比べ症状が軽くなりました。ビタミンDが極端に不足している人に、ビタミンDは最大の抗不安効果をもたらします。そして、現代社会ではビタミンD不足が一般的なので、不安に悩んでいる人はみな、意識してできるだけ多くのビタミンDをとるよう努めるか、サプリメントの利用を検討するべきだとわたしは思っています。

・ビタミンDを多く含む食品：

体には日光を浴びてビタミンDをつくる能力が備わっているので、食事からどれだけのビタミンDをとり入れるべきか正確な量を示すことはできません。しかし、ビタミンDは重要なので、食事からできるだけ多くとるといいでしょう。ビタミンDのいちばんの供給源は脂肪の多い魚やレバー、卵、日に当てたキノコ類です。穀物や乳製品など、ビタミンDを強化した食品もたくさんあります。タラ肝油もビタミンDが豊富です。ビタミンDのとれるサプリメントはほかにもあります。太陽にあまり当たらずビタミンD不足が気になる人は、かかりつけ医と相談してサプリメントを利用するとよいでしょう。

ビタミンE――免疫機能を高める

ビタミンEは免疫機能にとってとくに重要です。ビタミンC同様、ビタミンEは強力な抗酸化物質で、有害なフリーラジカルと結合して細胞をダメージから守ります。脳ではこのような抗酸化作用がとくに重要です。脳は酸化ストレスを受けやすく、酸化ストレスは加齢とともに亢進します。ビタミンEの摂取量が多い高齢者は認知機能が高く、アルツハイマー病の治療に対するビタミンEの有効性に関して研究が行われています。

動物を対象にした研究でも、**ビタミンEの不足によって不安が生じる**ことが明らかになっています。人を対象とした研究のレビューのなかにはビタミンEと不安の関係について明確な結論を得られなかったものがあります。けれども、ビタミンEは慢性炎症を軽減し、メタボリックシンドロームのような代謝異常を改善することが明らかになっています。慢性炎症と代謝異常は不安と関連しています。

・ビタミンEを多く含む食品：

ビタミンEがもっとも豊富に含まれているのはヒマワリ油、ベニバナ油、大豆油、パーム油、ピーナッツオイルなどの植物油です。残念ながら、第7章で見たように、これらのオメガ6脂肪酸は大量にとると健康によくありません。このため別の食品に目を向けることが重要です。ビタミンEはアーモンドやピーナッツ、ヘーゼルナッツ、葉物野菜にも含まれています。

ミネラル
――健康にとって重要な5つのミネラル

以前、わたしの友人がこの上なく愛らしい子犬を飼っていました。けれどもその犬は石を食べたがり、いつも、口に入れる小石を探していました。友人は犬に石を飲み込ませまいとし、いつも少し苛立ちながら、両ひざをついて子犬の口から小石をとり出していました。やり方は間違っているけれど、しようとしていることは正しいのよ。わたしはそう言って彼女を慰めようとしました。わたしたちはみな、ごくわずかにせよ、石を食べています。そして、このようなミネラルが健康を保つうえで不可欠なのです。

アメリカ国立衛生研究所は健康にとって重要な15のミネラルを明らかにしています。しかし、わたしは不安と密接な関係がある5つのミネラルに的《まと》を絞ることにしましょう。カルシウム、鉄、マグネシウム、マンガン、そして亜鉛です。

カルシウム——睡眠の質を上げる

カルシウムは人体にもっとも多く含まれるミネラルです。骨と歯の主要な構成成分で、丈夫にします。カルシウムは血液や組織のなかにもわずかながら存在し、血管や筋肉、神経、ホルモンの働きを助けます。また、セロトニンのような神経伝達物質の合成や放出など、脳の機能のいくつかにかかわっています。

1233人のアメリカ人大学生を対象にした2022年の研究と、ヨルダンの大学生を対象にした2020年の研究で、カルシウムの摂取量が多いとストレスが少なく、気分が前向きで、不安が抑えられることが明らかになりました。また、**カルシウムが不足すると睡眠の質の低下につながり、睡眠の質は不安と密接にかかわり合っていることもわかっています。**

・カルシウムを多く含む食品：

いちばんのカルシウム源は牛乳、ヨーグルト、チーズなどの乳製品です。乳糖不耐症で乳製品をとることができない人、あるいは野菜中心の食事をしているので乳製品を避けている人はたくさんいます。けれども幸い、ナッツや種子、豆類、魚など、カルシウムを含む食品はほかにもたくさんあります。米国と西欧では大半の人がカルシウムの半分以上を乳製品からとっていますが、中国では約7パーセントにすぎず、野菜と豆類がおもな摂取源となっています。

鉄――不安を軽減させる

鉄はよく知られているミネラルの1つです。鉄不足が世界でもっともよく見られる栄養欠乏症であることを考えると、もっともな話でしょう。鉄の不足によって生じる鉄欠乏症貧血は健康への大きな脅威で、とくに女性と子どもにとって深刻な問題です。

鉄は血液のなかで働いていることが以前から知られていました。赤血球に含まれるヘモグロビンが酸素を体内の組織に運びますが、ヘモグロビンにはたくさんの鉄が含まれているのです。鉄は脳のなかでも重要な役割を果たしています。

妊娠中の女性が鉄不足になると、早産あるいは低体重で赤ちゃんが生まれることがあります。早産、低体重は長期にわたる合併症につながりかねません。鉄はさらに、神経伝達物質の代謝にとっても重要です。鉄が不足するとセロトニンやドーパミンのような神経伝達物質の合成が正常に行われず、GABAの濃度にも影響が及びます。

人を対象とした研究でも、動物を対象とした研究でも、鉄の不足は精神疾患のなかの、とくに不安と関連づけられています。顕著なのは、幼児、子ども、思春期の若者です。人生の早い時期に鉄が不足すると、鉄が正常値に戻ったあとも長く脳に影響が及ぶことがあります。そのため、幼児や子どもは必ず鉄を推奨量とることが重要です。

いくつかの動物実験で、脳内の鉄が過剰になると不安症状が現れる可能性のあることが示されています。鉄のサプリメントを利用するときは、これを心に留めておくことが必要です（こうした症状が現れないか医師とともに観察することが重要）。しかし、普通に食事をしている限り、鉄の過剰摂取は起こりません——これも、栄養はサプリメントではなく食事からとるほうが望ましいことを示すよい例です。

・鉄を多く含む食品：

鉄をとるなら肉を食べるのがいちばんです。ヘモグロビンという形で鉄を豊富に含み、体はそれを簡単に吸収できるからです。肉のなかで鉄がもっとも多いのはレバーですが、内臓肉が苦手な人には牛肉、次いで豚肉がおすすめです。少し量は少ないのですが、鶏肉と魚にも鉄が含まれています。

インドラの例でも見たように、野菜中心の食事をしていると鉄の摂取に注意が必要です。植物にもホウレンソウやスイスチャードのような葉物野菜、全粒穀物、ナッツツ、ベリー類など、鉄の供給源が多数あります。けれども、植物性食品に含まれる鉄は吸収率が低いのです。そのため、鉄を含む植物性食品をたっぷり食べていても、鉄不足になりかねません。さらに厄介なのは、乳製品や大豆製品に含まれる反栄養素をはじめとする化合物が鉄の吸収を妨げることです。幸い、栄養素のなかには、ビタミンCのように鉄の吸収を促すものがあります。

野菜中心の食事をしていると鉄を十分とることが難しいため、わたしはベジタリアンの患者（とくに、妊娠可能年齢の女性）に鉄のサプリメントを利用するようよくすすめています。インドラの場合がそうでした。鉄のサプリメントは副作用――とくに胃のむかつき――をともなうことがあるので、かかりつけ医に相談して摂取量を決めるとよいでしょう。

マグネシウム――うつ症状を改善させる

マグネシウムは体中で働いています。３００種類以上の酵素の働きを助け、強い骨の形成やエネルギーの産生、血糖や血圧の調整にかかわっています。マグネシウムが代謝に関与していることを考えると、なぜマグネシウムの不足が2型糖尿病のような病気と関連づけられるかがわかるでしょう。マグネシウムは血中に含まれていればいいのですが、大半が骨や細胞のなかに存在するので、測定するのは少し大変です。しかし研究者は、マグネシウムの不足は広く見られ、最大で60パーセントのアメリカ人がマグネシウムの摂取不足であると推定しています。

脳のなかでマグネシウムは、ミエリン形成（シナプスと呼ばれる神経細胞間の接合部の形成、維持）や、グルタミン酸、セロトニンなどの神経伝達物質の調整にかかわっています。気分障害におけるマグネシウムの役割については、当初、うつを中心に研究が進められました。そして、マグネシウム不足はうつを引き起こし、サプリメントをとると症状が改善することがさまざまな研究によって明らかになりました。

マグネシウムの量がストレス反応に影響を及ぼし、ストレスがかかると体内のマグネシウムが減ることも証明されています。そして、マグネシウムが不安に及ぼす影響の系統的レビューによると、関連研究の約半数が、マグネシウムによって不安症状が改善するという結果を示していました。結論の一致は見られませんが、マグネシウムが不安に近い障害に対して重要な役割を果たしていることから、マグネシウムの豊富な食べものをしっかりとることを強くおすすめします。

・マグネシウムを多く含む食品：

マグネシウムが豊富なのは全粒穀物や豆類、ナッツ、ダークチョコレートです。量は少ないものの、野菜、果物、肉、魚にも含まれています。

マグネシウムの場合、不安を軽減するために全粒穀物を食べることはとくに重要です。穀物を精製、加工するとマグネシウムが大幅に減り、精白小麦粉、白米は、全粒小麦粉、玄米に比べ、約80パーセントも少ないのです。

マンガン——抗酸化作用にかかわる

マンガンもさまざまな酵素の働きを助け、骨の形成や代謝、抗酸化作用にかかわっています。マグネシウムとマンガンは名前が似ているだけでなく、ほかにも共通点が見られます——性質がよく似ているので、多数の酵素がどちらを使っても機能することができます。しかし、マンガンだけが果たす役割もあります。

マグネシウムと違ってマンガン不足が生じることは極めてまれで、実際、注意しなければならないのは過剰摂取です。動物を対象にした研究でも、人を対象にした研究でも、マンガンが脳に蓄積するとパーキンソン病に似た神経系障害が起き、不安の増大が見られることが明らかになっています。けれども、マンガンの過剰摂取は、たとえばマンガンが多量に存在する環境で働くなど、環境的要因によるもので、通常の食事をしていてとりすぎることはありません。ただし、サプリメントによるとりすぎには注意が必要です。

・マンガンを多く含む食品：

マンガンを含むおもな食品は全粒穀物や米、ナッツ類です。ダークチョコレート、お茶、ムール貝、アサリ、豆類、果物、葉物野菜（ホウレンソウ）、種子（アマニ、ゴマ、カボチャ、ヒマワリ、松の実）、スパイス（チリパウダー、クローブ、サフラン）にも豊富に含まれています。

亜鉛――うつ・不安を軽減させる

亜鉛も体のさまざまな部分で働くミネラルで、酵素の働きを助け、免疫機能を高めます――風邪の市販薬に含まれているものとして亜鉛を認識している方もいらっしゃるかもしれませんね。亜鉛は脳にとって重要で、脳が最適に機能するよう、新生ニューロンの成長――とくに不安とかかわりのある海馬のような器官で――を促す、炎症や酸化を抑えるなど、いくつかの役割を果たしています。また、亜鉛はストレス反応の経路であるＨＰＡ軸の中核である下垂体にとっても極めて重要で、亜鉛が不足するとさまざまな異常行動を引き起こすことがあります。

亜鉛は特定の種類のうつの治療に有効なこと、治療効果の見られない患者への抗うつ薬の効果を高めることがわかっています。また、不安に苦しむ患者は対照群に比べ亜鉛の値が低いことが研究で示されています。さらに、女子高生を対象にした研究と、60歳以上の成人を対象にした研究で、亜鉛不足はうつと不安の両方と関連づけられました。これは、脳のすべての発達段階で亜鉛が重要だということです。

・**亜鉛を多く含む食品：**

亜鉛を豊富に含む食品は肉と魚介類です——1食あたりの亜鉛の量がもっとも多いのはカキ。新鮮なカキが手に入らないときは缶詰のカキを利用するとよいでしょう。卵や乳製品も亜鉛の供給源です。豆類、ナッツ、全粒穀物にも亜鉛が含まれていますす。しかし、先ほどお話ししたように、植物性食品の亜鉛はフィチン酸によって吸収が阻害されます。

微量栄養素の賢いとり方 ——わずかなものがもたらす大きな効果

微量栄養素を適正量とる場合、まず食べものからとることをわたしはおすすめします。ホールフードがいっぱいの健康的な食事をしている限り、サプリメントは必要ないと考えています。しかし、食事制限、薬との相互作用、生理学的違いなどによって、食事だけでは特定の微量栄養素を十分とれない場合もあります。そんなとき、サプリメントが不安の緩和に重要な役割を果たすでしょう。

サプリメントをとる前に、かかりつけ医に微量栄養素がどれだけとれているかを調べてもらいましょう。ビタミン、ミネラルのいずれかが不足していたら、まず食事で補います。再検査をして期待通りの結果が出なければ、サプリメントの利用を考えてください。わたしのクリニックではどの微量栄養素の不足がよく見られるかを表にまとめています。推奨量は性別、年齢などさまざまな要素によって異なることを忘れないでください。詳しくは、米国国立衛生研究所ダイエタリーサプリメント室のホームページ（https://ods.od.nih.gov/factsheets/list-all/）をご覧ください。

ここでお話ししたことがすべてではなく、たとえばビタミンAやビタミンK、そして銅やセレニウムのようなミネラルも不安に関連しているようです。けれども、まずお伝えしたいのは、これらのごくわずかな食品成分が心の健康に大きな影響を及ぼし、食べもので心を落ち着かせる方法を提供してくれるということです。

不安との闘いで大きな力となるのはビタミンとミネラルだけではありません。第9章ではバイオアクティブ（生理活性物質）、フィトケミカル、ハーブ系サプリメントの世界について学ぶことにしましょう。

マグネシウム	マグネシウムを十分とれているかどうか調べるのは容易ではありません。マグネシウムの大半は骨に存在し、血中にあるのは1%程度にすぎないからです。検査が必要かどうか、かかりつけ医に相談してください。	マグネシウムのサプリメントはいくつか種類があります。けれども、心の健康にはグリシン酸マグネシウムかL－トレオン酸マグネシウムがおすすめです。 マグネシウムはさまざまな処方薬と相互作用することがあります。その危険因子についてかかりつけ医から話を聞きましょう。
カルシウム	カルシウム不足は乳製品をとらない人によく見られます。男性より女性のほうがカルシウムが不足しがちです。	カルシウムは抗生物質や血圧の薬などの処方薬と相互作用することがあります。その危険因子についてかかりつけ医から話を聞いてください。
鉄	鉄不足のリスクが高いのは、菜食主義、完全菜食主義の人です。それは、動物性食品に含まれている鉄に比べ、植物性食品に含まれている鉄は体に吸収されにくいからです。	鉄のサプリメントはほかのサプリメントに比べて忍容性が低いので、かかりつけ医に相談して自分に合った調合と用量のものを見つけてください。 ビタミンCは植物性食品に含まれる鉄の吸収を助けます。しかし、ビタミンCのサプリメントと鉄のサプリメントを併用する必要はないことが研究で明らかになっています。

微量栄養素	誰が検査を受けるべき？	アドバイス
ビタミンB群	野菜中心の食事をしている人はビタミンB群が不足する可能性があります。とくにビタミンB_{12}は基本的に動物性食品に含まれているので、不足しがちです。	ビタミンB群をまとめてとることのできるサプリメントがあります。ビタミンB群をまとめてとるのか、特定のビタミンBをとるのか、かかりつけ医に相談して決めましょう。ビタミンB群は水溶性で、必要量を超えると尿として排泄されるので、過剰摂取のリスクは比較的低いといえます。しかし、あまりに多くのビタミンBをとるのはやはり危険ですし、ほかの薬との相互作用が生じないとも限りません。相互作用の危険因子について医師から話を聞きましょう。
ビタミンD	ビタミンD不足のおもな原因は、日光を十分に浴びないことです。肌の黒い人はとくに日光に当たることが必要です。また、ビタミンDのおもな摂取源が魚介類やビタミンDを強化した乳製品であることから、菜食主義、完全菜食主義の人も不足が懸念されます。	ビタミンDは脂肪組織に貯蔵され、過剰摂取すると健康障害が生じることがあります。 ビタミンD、マグネシウム、カルシウムは相乗効果を発揮するので、わたしはよくこれらをいっしょにとるようすすめています。

第9章 バイオアクティブ（生理活性物質）とハーブ

ナオミは23歳の女性で、消化器系の不調や頭痛、疲労感、不眠など、さまざまな症状に悩まされていました。体が壊れていくような感じがすると彼女はわたしに訴えました。ナオミのかかりつけ医は、何か深刻な病気にかかっているわけではなく、体調不良の原因は不安にあるのではないかと考えて、彼女にわたしを紹介しました。ナオミは懐疑的でした。強い不安感を抱くことなどなかったからです。わたしは、不安が精神症状ではなく身体症状として現れることもあるのだと説明しました。彼女は徐々に、不安症の治療を受けてみようという気もちになっていきました。

ナオミはすでに、主要栄養素も微量栄養素もバランスのとれた、適切な食事をしていました。したがって、何かを大きく変える必要はありません。彼女は薬を試すことには強く反対しました。本当に不安症なのかどうかよくわからないのに薬を使うようなことはしたくないと言うので、選択的セロトニン再とり込み阻害薬もベンゾジアゼピン系抗不安薬も使えません。わたしは、もう少し柔軟に考えることにしました。

不安症状を訴える患者に、最初からハーブ系サプリメントを処方することはまずありません。けれども、ナオミの場合は制約があったので、これを試すのが妥当と思われました。わたしはラベンダー精油の経口摂取を提案しました。ラベンダー精油は天然の植物薬で、深刻な副作用や眠気を引き起こさずに、不安が原因で生じる身体症状を緩和することがわかっています。

ラベンダーは料理ではお茶や焼き菓子の香りづけに使われる程度ですが、香水やせっけんの香りとしては中世から用いられ、アロマセラピーのような代替医療でも人気があります。ラベンダーは香りによって不安をやわらげるという事例証拠はあるものの、信頼できる証拠はありません。しかし、ラベンダー精油にはサプリメントとして経口摂取できるものもあります。注目すべきは、ラベンダー精油を原料とするシレクサンです。これは国の承認を受けたドイツの医薬品で、アメリカでも植物療法として利用されています。シレクサンの抗不安薬としての効果を調べる臨床試験では期待のもてる結果が出ています。おそらく脳内でセロトニン受容体に作用するのでしょう。

ナオミは念入りな情報収集をしました。それによって自分の状態をしっかりと理解するようになり、ラベンダー精油だけを含んだサプリメントをとることを決めました。これが彼女にとっての安全な選択だということでわたしたちの意見は一致したのです。カプセル入りのラベンダー精油を中等量2週間摂取するとナオミの症状は改善しはじめ、やがてすっかり消えました。

いつもこんなふうにいくわけではありません――植物薬を使いはじめても効果が現れるまでに6~8週間かかる患者もいて、多くの場合、その間に用量の調整を行います。ナオミの症状が薬を使わずにこれほど早く緩和したのは喜ばしいことでした。

彼女は鍼《はり》治療を受けはじめ、太極拳にもとり組んでいましたが――この2つはどちらも、彼女がリラックスして穏やかな気もちになるのを助けました――、最初に効果が現れたのはサプリメントを摂取しはじめてからで、これらはサプリメントのサポート役となりました。植物療法がいかに効果的かを知ったナオミは、ホリスティックな考え方に基づいて不安症の予防にとり組むようになりました。

バイオアクティブ（生理活性物質）とは？

――微量で人体に作用する化学物質

ラベンダー精油は古くから民間療法として使われてきましたが、その効果は神秘主義や魔術によるものではありません。ラベンダー精油が効果的なのは、薬同様、脳や体の生物学的仕組みに作用する化学物質を含んでいるからです。このような物質は「**バイオアクティブ**（**生理活性物質**）」と呼ばれ、近年、医学界でも、研究分野としても、注目を浴びるようになっています。バイオアクティブは広範囲に及ぶ複雑なカテゴリーで、わたしたちが知ることができるのはそのほんの一部にすぎないでしょう。本章では食べものやハーブ系サプリメントに含まれるこの物質が不安の緩和に役立つかどうかを詳しく見ていくことにしましょう。

バイオアクティブは食べものにもハーブにもごくわずかしか含まれていません。しかし、健康にとても大きな影響を及ぼします。そう聞くと、第8章で見た微量栄養素が思い出されるかもしれませんが、それは偶然の一致ではありません。専門家のなかにはビタミン、ミネラルをバイオアクティブの一種と考える人がいるのです。しかし、一方でこの2つを区別する人もいます。微量栄養素と違って、バイオアクティブは体にとくに必要とされてはいない、と。

バイオアクティブはすばらしい健康状態を維持するのに有用かもしれませんが、それがなくても体は正常に機能します。たとえば、鉄、あるいはビタミンCがひどく不足すると、貧血や壊血病のような症状が徐々に出てきます。しかし、ナオミに効果をもたらしたラベンダー精油は健康になくてはならないものではありません。不安の身体症状を抑えられるよう脳と体に働きかけただけなのです。

ビタミンとミネラルはさまざまな植物性食品、動物性食品からとることができます。一方、バイオアクティブはほぼすべてがフィトケミカル、つまり植物由来の化学物質です（「フィトphyto」はギリシア語で植物を意味します）。わたしたちはじつにさまざまな種類の植物を食べたり植物薬に変えたりすることができます。つまり、バイオアクティブにはベリー類に含まれる抗酸化物質からコーヒーやお茶に含まれるカフェイン、さらには常習性薬物に含まれるオピオイドまで大変な数の種類があり、生物学的効果もさまざまだということです。

これらの化学物質がどんな食べものに含まれ、どのような効果をもっているかなど、一つひとつについて詳しく知ろうとすると、紛らわしい専門用語が際限なく出てきます（たとえばフラボノイドというフィトケミカルはフラボン、フラボノール、フラバノン、フラバノノール、フラバノールなどに分類されています――はっきりと区別でき、覚えやすいように分類されているとは言いかねます）。

こうした用語にとまどうのではなく、2つのおもなグループに含まれているバイオアクティブが不安の軽減に役立つかどうかを見ていくことにしましょう。1つはフィトケミカルの豊富な食べものに含まれているバイオアクティブ、もう1つはハーブ系サプリメントを利用して習慣的にとり入れられるバイオアクティブです。

食べものに含まれるバイオアクティブ

野菜を食べなければならないことは誰もが知っています。第7章、第8章では果物と野菜に有用な主要栄養素と微量栄養素が豊富に含まれていることに触れました。そして、それらの食べものはバイオアクティブの主要な供給源でもあります。新鮮な果物と野菜が食事のかなりの割合を占めるようにすることがとても重要な理由はここにもあるのです。

果物、野菜に含まれているもっとも一般的なバイオアクティブはポリフェノールです。ポリフェノールは強い抗酸化作用のあるフィトケミカルの総称で、心臓病や脳卒中のリスクを低下させる、神経変性疾患を予防する、血圧を下げ、脂質代謝を改善するなど、さまざまな健康効果のあることがわかっています。多数の事例で見たように、代謝の異常を改善し、炎症を抑える食べものには不安を軽減する働きもあるようです。**ポリフェノールはまた、腸内マイクロバイオームの健康を促進する**こともわかっています。これまで説明してきたように健康的な腸内マイクロバイオームは心を落ち着かせるうえで非常に重要です。

ポリフェノールの補給と不安に関する研究が行われていますが、結果は異なっています——2021年のメタ分析ではポリフェノールはうつには効果的だが、不安はあまり軽減しないという結果が示され、2022年のメタ分析ではポリフェノールはうつにも不安にも効果的という結果が示されているのです。しかし、果物と野菜をしっかり食べると心が健康で、不安尺度の得点が低いという大規模調査の結果にも目を向けることが重要です。

たとえば、レタス・ビー・ハッピーという研究では、イギリスの研究者が被験者の食事の内容と心の健康を7年にわたって調査。**果物と野菜の摂取量がもっとも多い人々は幸福度がもっとも高い**傾向が見られ、摂取量を少し増やすだけで大きな効果がもたらされることがわかりました。このような研究は心の健康状態の改善とポリフェノールを直接結びつけるものではありませんが、わたしはポリフェノールがビタミン、ミネラル、食物繊維とともに作用しているものと確信しています。

果実と野菜に含まれているポリフェノールはあまりに種類が多いため、どの食べものにどの化合物が含まれているかいちいち確かめる必要はありません。**さまざまなポリフェノールをとるいちばんの方法は、いろいろな種類の果実、野菜をとり入れた、変化にとんだ食事をすること**です。大まかなやり方としては、たくさんの異なった色の果実、野菜を食べるといいでしょう——色の濃いものにはポリフェノールがとくに多く含まれています。赤や青のベリー類、オレンジ色、黄色の柑橘類やニンジン、深緑色のケールやホウレンソウ、鮮やかな紫色のナスなどがよいかもしれません。

ベリー類は抗酸化作用があり、脳を酸化ストレスから守ることでよく知られています。ベリー類の効果について調べた研究の大半は、アルツハイマー病やパーキンソン病のような神経変性疾患の予防に関するものです。けれども神経保護作用のある食べものには不安を軽減する働きも見られるようです。わたしは自信をもってベリー類をおすすめします——ベリー類はGI値が低く、甘くて満足のいくおやつになるのでとくにおすすめです。1日に1／4〜1／2カップ程度なら代謝に悪影響を及ぼすこともありません。

最近、わたしのお気に入り野菜に加わったのは紫茎ブロッコリー。美しい紫色のブロッコリーで、ロンドンに行ったとき知りました。紫色の色素成分であるアントシアニンのおかげで、**紫茎ブロッコリーには抗酸化作用のあるポリフェノールが、栄養の宝庫と言われる緑のブロッコリーのほぼ2倍含まれています**（紫茎ブロッコリーの炒めもののレシピは421ページ）。

紫茎ブロッコリーや緑のブロッコリー、芽キャベツ、コラードの若葉、ケールなどのアブラナ科の野菜にはグルコシノレートと呼ばれるバイオアクティブも含まれています。これらの野菜の苦みとにおいはこの物質によるものです。

グルコシノレートはいくつかの慢性疾患の予防と治療に重要な役割を果たすことが研究によって明らかになっています。たとえば、アブラナ科の野菜には血糖値の調節や血圧を改善する働きがあり、これが代謝異常の改善につながります。また、グルコシノレートはうつ、不安、自閉症、アルツハイマー病のような精神疾患や、多発性硬化症のような免疫異常を改善し、アブラナ科の野菜に微量に含まれるスルフォラファンという化合物には抗がん作用があります。わたしは乳がんと闘っているときに、アブラナ科野菜のすばらしい健康効果を知りました。人を対象とした研究で、スルフォラファンは乳がん細胞の細胞周期を停止させ、転移を抑えて、がんの進行を遅らせることがわかっています。

紫茎ブロッコリーを手に入れるには農産物の直売所に行かなければならないかもしれませんが（あるいは、自分で育てるのもいいかも！）、脳の健康にもよくておいしいこのブロッコリーの効果に関する研究がさらに進んで、手に入りやすくなることを期待しています。手に入らない場合は、緑のブロッコリーやカリフラワー、芽キャベツ、キャベツのようなアブラナ科の野菜を食事にとり入れることをおすすめします。

果物、野菜以外の食品や飲みものにも、ポリフェノールをはじめとする有用なバイオアクティブが豊富に含まれているものがあります。それはお茶、チョコレート、ワイン、さまざまなハーブやスパイスなどです。果物、野菜と違って、これらのなかにはついとりすぎてしまうものがあります。そこで、それぞれのプラス面とマイナス面について考えることにしましょう。

お茶——ポリフェノールが不安を軽減する

お茶は気もちを明るくし、心配をやわらげるために数千年前から使われてきました。湯気の立つ1杯のお茶はたしかに心を落ち着かせてくれます。現代の医学研究でもこの関連づけが正しいことが証明されています。**お茶には不安の軽減に役立つポリフェノールが含まれているの**です。もちろんお茶にはさまざまな種類があり、紅茶、緑茶、ハーブティーが心の健康にもたらす効果もさまざまです。

紅茶はアメリカ、ヨーロッパでもっともよく飲まれているお茶で、世界中で人気があります。紅茶に含まれている極めて重要なポリフェノールはテアフラビンで、テアフラビンには抗酸化作用と抗菌作用のあることがわかっています。動物実験でテアフラビンは不安症状を緩和することも明らかになりました。おそらくドーパミンの放出が促されるのでしょう。紅茶はまた、**ストレスからの回復を助け、心身をリラックスさせてくれます。**紅茶の香りを吸い込むだけでストレスレベルが低下し、唾液のなかのストレスマーカーが減ることがわかっています。

緑茶は、伝統的な煎茶も、ひいて粉にした抹茶も、アジアで人気があります。緑茶は気分や認知機能を高めるなどの効果が評価され、世界にも次第に広まっています。緑茶に含まれるもっとも重要なバイオアクティブはL‐テアニンです。これはアミノ酸の一種で、**ストレスや不安を軽減する**ことがわかっています。

紅茶にも緑茶にもカフェインが含まれていることを忘れないでください。カフェインはよく耳にするバイオアクティブで、アルカロイドの一種です。カフェインと心の健康との関係は少し込み入っています。今日の目まぐるしい世界できちんと仕事を果たすには、適度のカフェインが役に立つと多くの人が言うでしょう。けれども、カフェインをとりすぎると不安症状が悪化し、深刻なパニック発作さえ生じかねません。GADやパニック障害を抱えている人はとくにそうです。カフェインの摂取は1日400ミリグラムまでとするのがいいでしょう。カフェインは紅茶1杯に約47ミリグラム、緑茶1杯に約28ミリグラム含まれています。したがって、お茶だけを飲んでいてこの摂取量を超えることはなさそうです。しかし、コーヒーやカフェインが含まれているそのほかの飲みものも飲んでいる場合は、注意が必要です。

また、おすすめするのは何も加えないお茶であり、脂肪や砂糖、あるいは非栄養性甘味料を大量に加えたお茶飲料ではありません。こうした添加物はお茶の効果を簡単に打ち消してしまいます。２０２１年のある研究で、砂糖の入ったタピオカティーをいつも飲んでいる人はうつや不安に悩まされやすいことが明らかになりました。第3章でタピオカミルクティーが好きなメアリーの例を挙げましたが、この研究結果はわたしの臨床経験と一致しています。

ハーブティーには通常カフェインは含まれていませんし、なかには不安をやわらげるものがあります。たとえばローズマリーティーには抗不安作用が期待できそうです。ナオミがラベンダー精油で不安を解消したことを考えると、ラベンダーティーにも抗不安効果があってもおかしくありません。古くから飲まれてきた**カモミールティーはGADの症状を大きく改善する**ことがわかっています。南アフリカ産のハーブからつくられる**ルイボスティーには強力な抗酸化作用があります。**時間をかけて抽出すると、ポリフェノールの量が増えて効果が上がります。

ダークチョコレート――不安を改善する

チョコレートも気分を高める食べものとされています。けれども、多くの場合、それはお茶とは別の理由からです――濃厚な味わいで、甘く、高カロリーのチョコレートは口にするとほっとする食べものとして人気があり、健康によいかどうかより味や満足度が優先されます。しかし、チョコレートの大半は体によいものではありません。それはチョコレートそのものではなく、砂糖や健康を害する脂肪のせいです。砂糖の量が少なくカカオの分量が多い**ダークチョコレートはポリフェノールが豊富で、不安を改善する可能性があります。**

２０２２年のメタ分析では、カカオが豊富な製品は短期間で不安症状を有意に改善することが示されました（研究数が少ないため、長期的な効果については結論づけることができませんでした）。ダークチョコレートは不安をもつ被験者のストレス反応を抑制し、腸内細菌叢にもよい働きを及ぼすことがわかっています。さらにチョコレートは前向きな気分を生み出し、うつを防ぐ可能性があることも示されています。医療の現場でわたしは、不安に悩まされている患者にチョコレートが効果をもたらすのを確認しました。彼らはいつも砂糖のたくさん入ったデザートを食べていて、それが不安症状を悪化させていましたが、甘いデザートの代わりにエキストラダークチョコレートを食べるようになると、症状が治まっていったのです。

チョコレートのこうした効果がわかっていますが、だからといって、チョコレートならなんでも食べていいわけではありません。砂糖をとりすぎると、チョコレートの効果が台無しです。甘いミルクチョコレートには有益なポリフェノールがあまり含まれていません。ダークチョコレートのなかにもたくさんの砂糖を加えたものがあります。高品質で、カカオの多い、甘味を最小限に抑えたエキストラダークチョコレートだけ食べるようにしましょう。

赤ワイン――ポリフェノールと抗酸化物質

ワインには健康にプラスの効果をもたらすポリフェノールと抗酸化物質が豊富に含

まれています。**赤ワインを適度に飲むと認知力と神経保護作用が高まる**と以前から言われてきました。ポリフェノールの一種であるレスベラトロールはセロトニンやドーパミンのような神経伝達物質の放出を調節します。

重要なのはここでも、ほどほどにという点です。アルコールの過剰摂取は大きな問題です。アルコールの乱用は不安症と併存するケースが多く、この状況ではどちらもさらに深刻化しかねません。飲みすぎによる健康障害は、ポリフェノールをどれだけとろうと解決できるものではありません。お酒を飲むのなら量を抑え、飲酒後の体調に注意を払いましょう。飲酒は避けたいが、レスベラトロールの効果を利用しないのは惜しいと思う人は、サプリメントについてかかりつけ医に相談するといいでしょう。

スパイスと料理用ハーブ——抗不安作用

ターメリックはクルクミンを豊富に含むことから、脳にいいスパイスとして知られています。クルクミンは鮮やかな黄色のフェノール化合物で、料理やインドの伝統医学アーユルヴェーダで使われています。モノアミンや脳由来神経栄養因子のような脳内化学物質を増やすことから、うつの治療に使えるのではないかとよく言われます。

また抗炎症作用があり、代謝異常の改善にも役立ちます。しかし、最近の研究で不安にも有効であることがわかり、うつの治療より不安の治療に対してより効果的であるとする研究結果も見られます。**ターメリックを使って料理をするときは、黒コショウを加えることが重要です。黒コショウはクルクミンの体内への吸収を促し、その効能を高めます。**

抗不安作用に関心が寄せられているものに、もう1つ、**サフラン**があります。サフランには抗酸化作用や抗炎症作用をもつ150種類ほどのフィトケミカルが含まれていて、そのなかのいくつかが不安の軽減に役立つことがわかっています。サフランのうつと不安への効果に関する23の研究を対象にしたメタ分析では、サフランはこの両方に対して非常に効果的であることが明らかになりました。

ローズマリー、トゥルシーまたは**ホーリーバジル**と呼ばれるインドのバジル、**オレガノ**など、ストレスを軽減し、不安をやわらげることがわかっているハーブはほかにもあります。こうしたハーブやスパイスを料理に使うのはよいアイデアですが、食事に十分な量をとり入れるのは簡単なことではありません。バイオアクティブはわずかしか存在せず、料理に使うハーブやスパイスの量も限られていることから、食事を通じて効果を得ようというのは実際的ではありません。

わたしがサフランの効能について話すのを聞いて喜んだ患者がいました。彼女はサフランで香りづけをしたパスタや米料理をつくるのが好きだったのです。けれども、推奨量をとるにはサフランをどれだけ食べる必要があるかを計算すると――サフランのサプリメント50ミリグラムと同等の効果を得るには、サフランが21本ほど必要です――、彼女はサプリメントを利用するほうが賢明である（そして、コストパフォーマンスもよい。サフランはとても高価なのです）ことを認めました。サプリメントが効いて、彼女の不安は6週間以内に軽減。サフランを使った料理も続けられました。

さまざまな種類のハーブやスパイスを料理に使って、そこに含まれるフィトケミカルを体内にとり入れることをおすすめします。けれども、不安に対処するために特定の化合物を使った療法を試してみたい人は、ホリスティック医療、統合医療を実践する医師に相談して質のよいサプリメントを選び、用量を決めるのがよいでしょう。

では、次はハーブ（生薬）についてお話ししましょう。

ハーブ（生薬）に含まれるバイオアクティブ

植物療法は世界各地に深く根づいており、ハーブは対症療法、アーユルヴェーダ医学、東洋医学で主要な役割を果たしています。１８９０年までアメリカの医薬品の59パーセントが、ハーブかハーブを組み合わせたものをベースにしていたことを多くの人は知りません。今日でさえ、ハーブはもっとも一般的な代替医療で、アメリカ人の20パーセントが病気の治療や予防のためにハーブを飲んでいると推定されています。従来の医療を行う医師のなかには、ハーブの効き目や信頼性を疑問視する人がいるかもしれませんが、わたしの患者の多くがハーブに助けられています。ハーブが不安の緩和に役立つ可能性をわたしは否定しません。

ハーブは医薬品ほど厳しい規制を受けておらず、市場への出荷前の試験もそれほど厳格ではありません。そのため、ハーブを使うときはある程度調べ、助言を得ることが必要です。自然薬は医薬品より安全というのがハーブのセールスポイントの１つであり、試しても大きなリスクはともなわないとしています。多くの場合、その通りで、たとえばナオミにラベンダー精油のサプリメントをとるようすすめたとき、わたしにためらいはありませんでした。しかし、自然のものを使っているからといって、自動的に安全だということにはなりません。ハーブはなんであれ、かかりつけ医か、ハーブの分野における経験のある医療サービス提供者の指導のもとで服用すべきです。

不安に効くハーブのおもなものをいくつかとり上げ、その有効性に関する研究を見ていくことにしましょう。

アシュワガンダ

アシュワガンダ――インドニンジンとしても知られています――は紀元前6000年までさかのぼることのできるインドのアーユルヴェーダ医学で使われるハーブです。伝承によると、根は馬のようなにおいがし、根を摂取すると馬のような力を得ることができます（「アシュワ」はサンスクリット語で馬を意味します）。動物を対象にした研究で、アシュワガンダは活力と持久力を高めることが明らかになりました。そして、最近の研究で、ストレスと不安を軽減するためにアシュワガンダを利用することについて期待のもてる結果が出ています。また、ある研究レビューは、基準を満たしたすべての研究で、不安の軽減にアシュワガンダは偽薬より効果的だったと結論づけました。このハーブはＨＰＡ軸に鎮静効果をもたらしてストレスや不安を軽減すると考えられています。

医療現場でわたしはこのサプリメントが不安を抱える患者に効果をもたらすのを見てきました。ほかによい方法がなければ、試してみるとよいでしょう。アシュワガンダには本来、苦みがあります。いくつか異なるブランドのものを試してから、くせのない味の、砂糖や余分な成分の入っていないものを選んでください。

ベルベリン

ベルベリンについてよく聞かれることがあります。ベルベリンはソーシャルメディアで拡散し、「天然のオゼンピック」と呼ばれているサプリメントです。ご存じかもしれませんが、オゼンピックとウゴービは減量効果で話題になっている処方薬です。

ベルベリンは植物由来の成分で、メギ科の植物から抽出されます。ベルベリンはゴールデンシール（学名 *Berberis Hydrastis canadensis*）などの植物に含まれるイソキノリンアルカロイドの一種です。文献に残る最初の記録は紀元前３０００年のもので、アジアの伝統医学で使われていました。

ある研究によると、ベルベリンは血糖値を下げ、２型糖尿病の治療に広く使われているメトホルミンという処方薬のような働きをします。また、系統的レビューでは、インスリン抵抗性を軽減させることが明らかになりました。ベルベリンがオゼンピックの「代役」かどうかははっきりしませんが、メタ分析によると、いくらかの減量効果があります。ベルベリンを摂取することで、体重、胴回りの有意な減少と、ＢＭＩ、ＣＲＰ（Ｃ反応性タンパク質）値の有意な低下が得られたのです。さらに、ベルベリンは代謝異常の改善に間接的な役割を果たしたかもしれないと考えられました。ベルベリンは代謝の状態を整えることで不安を緩和する可能性があります。

不安に関して、動物を使った実験ではベルベリンの効果が認められています。ベルベリンが脳幹のモノアミンに作用し、セロトニンの活動を調整することで不安が抑えられるのかもしれません。また、ベルベリンはグルタミン酸受容体を阻害し、グルタミン酸、5-HT（5-ヒドロキシトリプタミン）、NE（ノルエピネフリン）を減少させることができます。

第6章で見たように、代謝の健康は心の健康につながっています。不安を抱えている人、処方された向精神薬の副作用で体重が増えた人は、ベルベリンについてかかりつけ医に相談するとよいかもしれません。サプリメントを試すときは、事前に必ず医師と話し合ってください。

イチョウと朝鮮人参

イチョウも朝鮮人参も東洋医学にとって不可欠で、古代からさまざまな目的で利用されてきました。イチョウには抗菌作用、抗炎症作用、神経保護作用があります。種々のバイオアクティブが含まれ、なかでもポリフェノールとテルペンは神経伝達物質系の調整をします。朝鮮人参は抗酸化物が豊富で、免疫系の強化に使われてきました。イチョウと朝鮮人参の脳への効果に関する研究は大半が神経保護作用をとり上げていますが、イチョウはGAD患者の不安症状をやわらげ、朝鮮人参はストレスを軽減し、うつと不安を緩和する可能性のあることがわかっています。

不安と闘うためにこの2つの伝統的な薬を使っている人たちをわたしは知っていますが、結果はさまざまです。けれども、イチョウと朝鮮人参にはほかの健康面への効果も見られるので、かかりつけ医に相談してみるのもよいかもしれません。

カバ

カバは太平洋諸島で古くから儀式用の飲みものに使われてきたコショウ科の植物です。いまではストレスや不安の代替薬として世界中で利用されています。アルコールと同じような社会的影響を及ぼしますが、カバの支持者は、カバは認知機能を低下させることなく不安をやわらげ、リラックス効果をもたらすと言います。

カバの効果に関する最近の研究のなかに、GADと診断されている人も、いない人も、カバによって不安症状が改善したことを示すものがありました。しかし一方で、確かな結論を出すだけの証拠が得られなかった研究もあります。このように効果が不確かで、肝臓への悪影響が懸念されることから（ヨーロッパの一部の国でカバの使用が禁じられました。しかし、ほとんどが解除されています）、頼りになる不安の植物薬としてカバをおすすめすることはできません。

パッションフラワー

パッションフラワー（学名 *Passiflora incarnata*）は南アメリカ、オーストラリア、東南アジアが原産で、不安を含むさまざまな症状、疾患の薬草として多くの文化で利用されてきました。ビタミンとミネラルが豊富で、アルカロイド、ポリフェノールなどのバイオアクティブも含まれています。不安をはじめとする精神疾患の治療に有用であることを示すための研究が最近いくつか行われています。

すべての研究で同じ結果が得られたわけではありませんが、最近の研究レビューによると、パッションフラワーには、すぐに不安をやわらげる強力なベンゾジアゼピン系抗不安薬と同等の効果が認められます。このような薬には眠気や依存といった副作用がありますが、パッションフラワーにはそのようなものはないので、場合によっては理想的な代替薬になります。パニック発作のように、極めて強い不安が突然現れる人は試してみるといいかもしれません。

パッションフラワーにはハーブティーがあります。わたしは、サプリメントを摂取する前にお茶を試してみるよう、患者さんによくすすめています（パッションフラワーティーのレシピは438ページ）。

イワベンケイ

イワベンケイ（学名 *Rhodiola rosea*）はヨーロッパやアジアの高地や寒冷地に自生する植物で、北極根、黄金の根などの名前でも知られています。スカンジナビアやロシアでは何世紀もの間、薬として使われてきました。イワベンケイの根にはアダプトゲンが含まれています。これはストレス耐性を強化する物質で、神経保護作用や抗不安作用があります。

研究によると、イワベンケイを使った治療でGADの患者と軽い不安を抱える患者に不安症状の有意な改善が見られました。わたしは、食事を変えてもあまり効果が見られない患者によくイワベンケイのサプリメントを試すようすすめています。

カンナビノイド

カンナビノイドは大麻草に含まれるバイオアクティブです。大麻は娯楽目的のドラッグとしてよく知られていますが、最近は慢性の痛みやそのほかの疾患の治療に使われるようになっています。おもなカンナビノイドに、デルタ９‐テトラヒドロカンナビノール（ＴＨＣ）とカンナビジオール（ＣＢＤ）があります。この２つの化合物は不安に対して、まったく異なる影響を及ぼします。医療用大麻は不安の治療薬としてもてはやされますが、ＴＨＣは、とくに高用量投与された場合、不安を引き起こし、パニックや妄想につながりかねません。ＣＢＤは抗不安薬として有望です。

ＣＢＤなどのカンナビノイドは不安の治療に使えそうですが、自信をもってその使用をすすめるのは、議論が少し落ち着いてからにしようと思います。大麻を使った製品をめぐる議論は、その使用に関する思い込みによってバイアスを反映したものになりがちだからです。わたしはボストンの病院のとてもあわただしい緊急治療室で、物質誘発性精神病とそれに関連する合併症の治療をするためにあまりに多くの時間を費やしてきたので、大麻由来の製品の使用を安心して認めることはできません。とはいえ、現在行われている研究にはつねに関心をもっています。

不安との闘いにおけるバイオアクティブの役割

繰り返しになりますが、この章でとり上げたバイオアクティブは不安をやわらげる可能性があるものの、魔法の薬ではありません。これらの物質には長所と短所があり、それに対する反応も人によって異なります。けれども、主要栄養素も微量栄養素もバランスよくとっているのなら、食べものやサプリメントに含まれるバイオアクティブが不安に打ち勝つための最後の鍵になるかもしれません。

さまざまな食べものに含まれるどの成分が不安の緩和に役立つかをここまで見てきました。次は、心を落ち着かせてくれるおいしい食べものがいっぱいの、バランスのとれた持続可能な食事計画を立てることにしましょう。

第10章

不安・うつに効く食材を買う

不安に効く健康的な食事を楽しむには、まず質の高い材料を選ぶことです。しかし、普段は外食ばかりという人は、食料品店と言われると少し身がまえてしまうかもしれませんし、気後れするかもしれません。事前の計画や下準備が必要なホールフードを買うより、冷凍食品や調理済みの食品を買うほうが手軽ではあります。外食するよりコストパフォーマンスもいいでしょう。それでも、健康的とは言えません。

この章では、あなたといっしょに食料品店に行き、いろんなコーナーを回って、不安に効く食事の核となる健康にいいホールフードを手に入れたいと思います。**どんな食べものを買うべきかを知っているのは重要なことですが、どんな食べものを避ける**

べきかを知っているのも同じように重要です。 食料品店はすばらしい場所ですが、あなたのために責任をもって食べものを選んでくれたりはしません。「健康的」な店でさえ、不安症状を悪化させるような砂糖がいっぱいの加工食品をたくさんおいているでしょう。ですから、よく吟味したうえでカートに商品を入れなければなりません。

はじめに、どこで買いものをするかを決めましょう。わたしはややこしいことは言いません。便利で、居心地がよくて、予算内で買えて、新鮮な果物と野菜がまずまずそろっている、そんなお店をおすすめします。健康にいい食事をするには高級食品専門店で買いものをしなければならないという考え方は間違っています。健康にいい食べものはごく普通の食料品店でも、ウォルマートやターゲット、コストコのような大手スーパーマーケットの食料品売り場でも、必ず手に入れることができます。

アメリカではどんな地域に住んでいようと生鮮食料品を入手できるわけではありません。低所得地域の多くは食品砂漠で、体にいい新鮮な食料品を手ごろな価格で買うことがほとんど、あるいはまったくできません。2019年には2350万人が食品砂漠に住んでいると推定されています。そして、これがこうした地域に住む人の心の健康も含めた健康状態の悪さにつながっています。食料品店があまりない地域に住んでいる人、健康的な食品を予算内で買うのが難しい人は、ぜひ地域のプログラムを探してみてください。たとえばボストンでは、地元の農産物直売所へのアクセスをよくするためのプログラムや、SNAP（補充的栄養支援プログラム）、EBT（デビットカードの一種）による新鮮な青果の購入を促すためのプログラム、都市農業を推進するプログラムが市や国、地元の非営利組織によって進められています。

このようなプログラムを利用できるかどうかは、地域によって異なるでしょうが、アメリカ全土で見ると、プログラムもそれを進める組織もたくさんあります。アマゾンはSNAP受給者の新鮮な食料品の購入を助けるための新プログラムを開始（アラスカ州を除く）し、EBTによる支払いを認めています。

青果
——不安・うつに効くおすすめ食材

食料品店に入って最初に目に入るのは青果でしょう。色とりどりの果物や野菜が積み上げられ、輝きを放っています。先ほどお話ししたように、こうした鮮やかな色は見て美しいだけではありません。それはなかに含まれている強力な栄養成分の色素がおもてに現れたもので、これらの栄養素が不安に効く食事をつくり上げるのです。

Column

オーガニック食品を食べることはどれほど重要？

オーガニックな野菜や果物、穀物、肉、乳製品は高価ですが、それだけの値打ちがあるのかどうか、よく患者から質問を受けます。その答えは少し複雑です。栄養について言うなら、オーガニック食品のほうが健康的であることが証明されています。たとえば、オーガニックの果物、野菜は通常のものよりポリフェノールの含有量が多いようですし、観察研究で、オーガニック食品はメタボリックシンドローム、がん、不妊などさまざまな症状、疾患に効果があることがわかっています。またオーガニックの肉や乳製品は脂肪とタンパク質のバランスがいくらかよいようです。したがって、できればオーガニックのものを買うことをおすすめします。

しかし、**オーガニック食品だけを食べるべきだというほどの強力な証拠はありません。**オーガニック食品を選ぶと、新鮮な果物、野菜を買う量が減るのなら、それはいいやり方とは言えません。それに、オーガニックだからといって、自動的に健康にいいと言えるわけではありません。オーガニックのスナックや加工食品のなかには、加工度が高く、健康に悪い脂肪や添加糖類をたくさん含んでいるものがあります。オーガニックを買うにせよ、そうでないものを買うにせよ、加工度のできるだけ低いホールフードを選びましょう。

葉物野菜は微量栄養素や食物繊維が豊富で、ルテインのようなポリフェノールもたくさん含まれています。ルテインは抗酸化物質で、実験ではマウスのうつ様行動が抑えられました。葉物野菜はサラダにして生で食べることがとくに重要です。加熱すると貴重な栄養素が失われるからです。

サラダをつくるなら、普通のレタスよりも、**ロメインレタス**や**ルッコラ**、**ケール**、**ホウレンソウ**のような色の濃い、複雑な味わいのものを選びましょう。加熱調理がお好みなら、コラード（アブラナ科の野菜）やカブラナ、カラシナがいいでしょう。どれもビタミン、ミネラルが豊富です。そして葉物野菜の料理に慣れてきたら、さらに**チンゲンサイ**、スイスチャード（フダンソウ）、タンポポやビーツの若い葉なども試して

▶ 葉物野菜、それともアブラナ科の野菜？

葉物野菜	アブラナ科の葉物野菜	アブラナ科の野菜
・ビーツの若い葉 ・コリアンダー ・タンポポの若い葉 ・パセリ ・ロメインレタス ・ホウレンソウ ・スイスチャード（ホウレンソウに似た葉野菜）	・ルッコラ ・チンゲンサイ ・キャベツ ・コラード（キャベツやケールの仲間）の若い葉 ・ケール ・カラシナ ・ラピーニ（菜の花に似た春野菜） ・カブラナ ・クレソン	・ブロッコリー ・芽キャベツ ・カリフラワー ・コールラビ（「コール」はキャベツ、「ラビ」はカブの意味。キャベツやブロッコリーの仲間） ・ラディッシュ ・ルタバガ（キャベツとカブの仲間の根菜） ・カブ

みてください。

第8章でお話ししたように、アブラナ科の野菜は微量栄養素と有用なフィトケミカルがたくさん含まれていることから、わたしは不安に効く食事の中核と考えています。抗不安作用に加え、スルフォラファンが豊富なのも魅力です。スルフォラファンには統合失調症のような深刻な精神疾患を改善する、ホルモンバランスを調整する、免疫力を高める、インスリン抵抗性を改善する、閉経後症候群を抑える、消化を助けるなどの働きがあることがわかっています。**ブロッコリー**や**芽キャベツ**、**キャベツ**、**カリフラワー**などもぜひカートに入れましょう。これらの野菜はさまざまな調理法で食べることができますし、生でも大丈夫です。とくに充実した青果コーナーなら、わたしのお気に入り野菜の紫茎ブロッコリーが見つかるかもしれませんね。

赤パプリカにはビタミンCが豊富に含まれています。アーティチョークは食物繊維、ビタミンC、マグネシウムが、ビーツは食物繊維、葉酸、硝酸塩、抗酸化作用のあるフィトケミカルが豊富です。**アスパラガス**には中国の伝統医学で不安症の治療に使われ、現代の研究でも効果が認められている化合物が含まれています。ニンニク、長ネギ、タマネギは料理に香りを添え、マイクロバイオームを健康に保つプレバイオティクスが豊富です。

店によっては、**マイクログリーン**も買えるかもしれません。マイクログリーンとはブロッコリーやラディッシュ、エンドウ、そしてルッコラのような葉物を新芽の時期に収穫したものです。成長した野菜より栄養価が高いことから、近年ブームを呼んでいます。今日行われているマイクログリーンの研究で不安に対する効果を調べているものはありませんが、微量栄養素とバイオアクティブが豊富なため、食事にとり入れてみるといいでしょう。マイクログリーンはよく市販のミックスサラダのなかに入っていますが、トレーで栽培したものも売っています。これなら必要なだけ切りとって放っておくと、また芽が出て伸びてきます。

果物の色はさまざまで、多種多様な微量栄養素とポリフェノールが含まれています。ベリー類は糖分が比較的少なく、抗酸化物質とバイオアクティブがいっぱいの甘くておいしいおやつになります。**リンゴ**にはフラボノイドの一種で、強力な抗酸化作用と抗炎症作用のあるケルセチンが含まれています。また、食物繊維も豊富です。リンゴは比較的糖分が多いので、甘味がそれほど強くない青リンゴを選ぶといいでしょう。皮も必ず食べてください。ポリフェノールの大半は皮に含まれているのです。

アボカドはほかの果物や野菜と違って（アボカドは果物に分類されます）脂肪が多く炭水化物が少ないことから、甘いというよりコクがあります。アボカドの脂肪の大半は体にいい一価不飽和脂肪酸（ＭＵＦＡ）で、定期的にとると、酸化を抑え、代謝リスク因子を減らすことがわかっています。アボカドはビタミンＢ群、ビタミンＥ、食物繊維、マグネシウムも豊富なので、不安に効く食事にふさわしい食材です。

青果コーナーには避けるべきものはあまりありませんが、いくつか注意点を。スイカやブドウのような甘い果物は、栄養はあまりないのに糖質の摂取をかなり増やします。そのため、一切食べてはいけないとは言いませんが――カップケーキを食べるくらいなら、ブドウをひとつかみ食べるほうがいいでしょう――、たまに食べる程度にとどめましょう。また、ジャガイモのようなでんぷん質の野菜はＧＩ値が高いので、食べるのは1週間に1度くらいにしてください。

Column

冷凍と缶詰の果物・野菜はＯＫ？

新鮮な果物・野菜を中心に食事計画を立てましょう。けれども、これらは傷みやすい食材なので、すぐに使わないと無駄や不都合が生じます。それでも缶詰の野菜・果物はおすすめしません。缶詰・瓶詰の食品のなかには便利で長もちするので、多少栄養が損なわれても仕方ないと思えるものもありますが、野菜・果物は違います。新鮮なものと缶詰とでは味も栄養も大きく異なります。保存処理された野菜・果物にはたいてい砂糖、果汁、たくさんの塩、保存料などが加えられています。缶詰の果物は一切おすすめしません。野菜で使えるのは豆の缶詰とソース用のトマト缶だけです。

新鮮な青果を駄目にしてしまう人には、冷凍野菜という選択肢もあります。多少の違いはあるものの、冷凍してもほとんどの栄養素は失われず、なかには新鮮なものより栄養価の高い野菜もあります。それは熟さないうちに収穫して出荷するのと違い、完熟後すぐに冷凍するからです。冷凍のグリーンピース、ブロッコリー、カリフラワーは料理にすぐに添えられるので手元にあると便利です。冷凍のベリー類は無糖のヨーグルトと組み合わせてスムージーをつくるのにうってつけです。

旬の農産物を求めて地元の直売所に行くのもいいでしょう。果物・野菜は完熟後、できるだけ新鮮なうちに販売されたものが、栄養価がもっともすぐれています（そして、おいしい）。また、小規模農家はさまざまな種類の作物を栽培することに熱心なので、大規模な農場のものより栄養価の高い在来作物が見つかるかもしれません。

魚・肉・大豆・卵・乳製品のおすすめ食材

カートに野菜を入れたら、次は魚コーナーに行きましょう。すでに詳しくお話ししましたが、魚には良質なタンパク質が含まれ、オメガ3脂肪酸のEPAとDHAの主要な供給源でもあります。**サバ**や**ニシン**、**マグロ**、**マス**、そしてさまざまな**貝**。そのすべてにオメガ3は含まれていますが、わたしのお気に入りは**サケ**です。サケは手に入れやすく、いろいろな方法で簡単に料理できます。

サケは天然物を買うべきか、養殖物を買うべきかは、意見のわかれるところです。太平洋サケは普通天然物で、脂《あぶら》が少なく、タンパク質が多く、微量栄養素が豊富に含まれています。大西洋サケはほとんどが養殖で、脂肪が太平洋サケの約3倍ありますが、その脂肪の大半は有用なオメガ3脂肪酸ではありません。とはいえ、どちらもEPAとDHAのすぐれた供給源です。養殖物は値段が手ごろで、手に入りやすいです。

新鮮な魚を買うのなら、においのしないものを選ばなければなりません。「魚臭い」ものは多分鮮度が落ちています。よい魚コーナー、あるいはよい魚屋は、あなたの希望に応じて魚をおろし、骨をとり除き、料理をしやすくしてくれます。質のいい新鮮な魚が手に入らない——あるいは値段や手間を考えると実際的ではない——ときは、冷凍ものを買うと手軽で、コスト面でもすぐれ、栄養もほとんど変わりません。

缶詰の魚もよい選択です。缶詰の野菜は新鮮なものに比べ栄養価がかなり劣りますが、缶詰の魚介類は新鮮なものと栄養価がほぼ同じで、オメガ3脂肪酸の量も変わりません。カルシウムなど、いくつかの栄養素は缶詰の魚のほうが多いことさえあります。缶詰を買うときは、高品質ブランドの水煮かオリーブオイル漬けを選びましょう。ほかの種類の植物油に漬けた魚は悪影響をもたらしかねない炎症促進性のオメガ6脂肪酸でいっぱいの可能性があります。缶のラベルを読むことが大切です。

肉については、以前のわたしならおそらく赤身肉は避けるよう伝えていたでしょう。しかし、飽和脂肪についての新たな研究結果によると、**牛肉**からタンパク質、ビタミンB群、鉄などの必須栄養素を適量とり入れるのもいいでしょう。持続可能な畜産を目指して牧草で育てられた牛の肉を買うことをおすすめします。地元で買うのが難しければ、再生農業にとり組む農場からとり寄せることもできます。

Column

「持続可能な食生活」をするためには？

どうすれば持続可能な食生活ができるのか、とくに肉や乳製品についての質問を患者から受けることがよくあります。健康、嗜好、環境への影響のバランスをどううまくとるかは人によって異なります。医学と環境科学は、矛盾や誤解、凝り固まった見方でいっぱいだという点でよく似ています。環境も人も大きな健康問題を抱えていることを科学界の大半の人は認めるでしょう。

しかしどちらも非常に複雑なシステムで、正しい行動をとるといっても、すべての人に当てはまるやり方はありません。心と体の健康のためにどうするのかを誰もが自分で考えなければなりませんが、同じように、誰もが環境への影響を考慮したうえで、何を食べるのかをじっくり、誠実に決めなければならないのだと思います。

わたしの患者の多くは持続可能な食を重視しています。それはすばらしいことです。最近の研究で、ある食習慣が気候変動のような大きな環境問題に変化をもたらしうることが明らかになりました。その食習慣の基礎は、植物性食品をたくさん食べて、動物性食品は控え、加工されていないホールフードを重視するというものです。うれしいことに、不安と闘うための食事と、気候変動と闘うための食事は相容れないものではありません。そして実際、本書の助言に従うと、肉や加工食品に偏った典型的なアメリカの食事に慣れている人々の環境への悪影響は減るでしょう。

肉や乳製品をとっている人は、できれば再生農業を実践している生産者を見つけましょう。再生農業では、動物を囲いに入れて加工度の高い餌を与えるのではなく、自然な放牧を行い、持続可能な方法で家畜を育てようとしています。

ニワトリや七面鳥のような鳥の肉もタンパク質とビタミンB群が豊富です。トリプトファンも含まれ、その含有量はどの鳥もほぼ同じです。トリプトファンは炭水化物といっしょにとると、吸収が高まります。工場式農場で育てられたニワトリの肉は価格が手ごろですが、栄養的に劣ります。できれば、抗生物質を使わずに育てられたオーガニックチキンを買うのがいいでしょう。

肉を食べる人も微量栄養素のほとんどは植物由来の食品からとらなければならないことを忘れないでください。わたしは、1日の食事のうち2度は完全に植物由来の食事をし、1度だけ肉をとると大まかに決めています。肉のなかには一切とってはならないものがあります。ベーコン、ソーセージ、フランクフルトソーセージ、スライスした調理済みの肉などを扱う加工肉、保存肉の売り場は通りすぎましょう。加工肉には多量の糖類や体に悪い脂肪が添加されています。そして、肉を保存するために使われる――「保存処理をしていない」という表示のある肉にも使われています――硝酸塩、亜硝酸塩はがんのリスクを高めると考えられています。

ビヨンド・ミートやインポッシブルフーズのような代替肉は加工度が高く、健康ではなく味や食感を重視してつくられています。そのため、わたしはこのような肉はタンパク質の摂取源とするのではなく、たまに食べる程度にしたほうがいいと思います。加工度の高い、大豆を原料とする代替肉を使ったチキンナゲットやベジドッグも避けるべきです。けれども、植物性タンパク質の供給源として一般的な大豆は抗不安作用があるのではないかと期待されています。

豆腐のような大豆製品はアジアで何千年もの間食べられてきました。ところが、1990年代後半に大豆製品は本当に健康によいのか問われることになりました。大豆に含まれるイソフラボン——フィトケミカルの一種で、女性ホルモンのエストロゲンに似た働きをします——が乳がんやそのほかの健康問題のリスクを高める可能性が指摘されたのです。この研究は誤りであることがほぼ証明されましたが——実際、大豆に含まれるイソフラボンには抗酸化作用があり、おそらくがんの予防効果もあることが明らかになっています——、そのときの大豆製品に対する悪い印象がまだ少し、とくに高齢者層の間に残っているのは残念なことです。

大豆はタンパク質のすばらしい供給源で、動物実験では不安をやわらげることが示されています。大豆製品を選ぶなら、**エダマメ**、砂糖を加えていない**豆乳**、**豆腐**、そして、**味噌**、**テンペ**、**納豆**などの発酵食品がいいでしょう。

卵もすぐれたタンパク質の供給源で、ビタミンAやB群、コリン、そのほかの有用な栄養素が含まれています。大豆と同じように卵も20世紀の終わりごろまで汚名を着せられていました。卵には食事性コレステロールがたくさん含まれており、血中のコレステロール値を上げると長く考えられていたのです。しかし、食事性コレステロールは血中のコレステロールにそれほど影響を及ぼさないことがわかりました。

最近の研究では、卵は心臓病、血清コレステロール値、高血圧と関連のないことが明らかになっています。まだいくらか議論のわかれる点もありますが、卵は1日に1個までなら大丈夫であることを示す証拠もあります。卵を買うなら、平飼い卵にしましょう。放し飼いされているめんどりが産んだ卵です。

乳製品はタンパク質、ビタミン、ミネラル、とくにカルシウムのすばらしい供給源です。牧草で育った牛から生まれた牛乳（よく「グラスフェッドミルク」として売られています）や乳製品を探してみてください。この牛乳には通常のものよりたくさんのオメガ3脂肪酸が含まれています。**ヨーグルト**、ラブネ（塩を加えた水切りヨーグルト）、ケフィアなどの発酵乳製品にはプロバイオティクスが含まれていて、腸内環境を改善します。ヨーグルトをはじめとする発酵乳製品は不安、ストレスを軽減する可能性があるという研究結果が示されるのは、1つにはこのような働きがあるからでしょう。**チーズ**はパルメザンチーズのような硬いものや、ヒツジの乳からつくられるハルーミチーズがおすすめです。どちらも地中海式ダイエットでよく使われます。

乳製品を選ぶときは、加工が最小限で糖類が加えられていないことを確かめることが重要です。アメリカンチーズのようなプロセスチーズ、加糖ヨーグルト（果物を加えたヨーグルトも）、チョコレートミルク、アイスクリームは避けましょう。植物性バターもおすすめしません。体に悪いオメガ6脂肪酸がよく使われているからです。

野菜中心の食事をしている人、何か別の理由で乳製品を別のものに変えたいと考えている人には、大豆やオーツ麦、ナッツを使ってつくられたさまざまなミルクがあります。これらのミルクを飲むことにわたしは反対しませんが、よく砂糖が添加されていることがあります。必ず無糖のものを買ってください。代替ミルクは自分で一からつくることも可能です（自家製ヘンプミルクのレシピは434ページ）。

豆類・ナッツ・種子・穀物のおすすめ食材

豆は植物性タンパク質、複合糖質、食物繊維、微量栄養素がとても豊富で、不安に効果的な食事に欠かせない食材です。乾燥豆はコストパフォーマンスがよく、料理のしがいがあります。けれども、豆を茹でるには時間がかかるので事前の計画が必要です。幸い、豆には多種多様な缶詰があり、おいしくて、栄養もほとんど失われていません。**豆の缶詰**は健康的な食事を手早くつくるにはもってこいです――豆は使用する前に水を切って、すすいでください。できればオーガニックのものを買いましょう。

ヒヨコ豆や**レンズ豆**のような豆についても同じです。この2つはインドと中東の料理でよく使われます。缶詰のヒヨコ豆は硬さを保っています。レンズ豆はほかの豆に比べて火の通りが早いので、乾燥豆を買って家で料理するのが一般的です。

ナッツと**種子**は栄養の宝庫で、体によいタンパク質と脂質に加え、食物繊維、ビタミン、ミネラルも詰まっています。**クルミ**、チアシード、アマニはオメガ3脂肪酸の一種であるＡＬＡのよい供給源です。**アーモンド**、ピーカンナッツ、**ピスタチオ**、**カシューナッツ**、ブラジルナッツはビタミンＥ、マグネシウム、マンガン、亜鉛などの栄養素が豊富です。ナッツはそのまま食べるのもいいですが、栄養面の恩恵を受けるなら、ナッツバターを利用するといいでしょう。ナッツバターに砂糖や加工植物油脂が添加されていないことを確かめてください。

炭水化物の大半は豆類のようなＧＩ値の低い食品からとるべきです。パンが好きなら、焼きたてのサワードゥのようなＧＩ値の低いものを選び、食べるのは１週間に１回、１枚までとしましょう。全粒粉パン（食物繊維の含有量が多いという触れ込みで売っているかもしれません）と表示したパンのＧＩ値は精白パンとほぼ同じであることを忘れないでください。繰り返しになりますが、もっとも大切なのは加工度の高い、大量生産されたパンを避けることです。そのようなパンは栄養強化された穀物を原料とし、砂糖が添加されていることがよくあります。また、精白小麦粉のとりすぎになるパン製品も避けてください。たとえば、ベーグルはおいしいかもしれませんが、ＧＩ値の高い炭水化物がつまっています。セリアック病、グルテン不耐症の人は、精白パンは一切食べないほうがいいでしょう。

パスタは厄介です。多くの人が、湯気の立ちのぼるスパゲッティ・ボロネーゼやフェトチーネ・アルフレードを心の安らぐ食べものと感じているからです。けれども、パスタをたくさん食べるということは精製炭水化物をたくさんとるということで、不安にとっていいことではありません。

パスタが好きな人のために3つのアドバイスをしましょう。

1つ目は手間がかかり、イタリア料理のシェフならためらうかもしれないのですが、最近の研究で、茹でたパスタを冷やすと、でんぷん構造が変わってGI値が下がることがわかりました。冷めたパスタを食べるのはあまり気が進みませんが、パスタを温め直しても数値が上がることはありません。ですから、事前にパスタを茹で、湯を切って冷ましておき、食卓に出す前に温め直せばいいのです。同じ方法が、ジャガイモをはじめとするでんぷん質の炭水化物にも使えます（ベイクド&クールド・ポテトのレシピは403ページ）。

次に、パスタに野菜を加えて食物繊維を増やし、栄養価を高めましょう。386ページの健康的マカロニ&チーズを試してみてください。カリフラワーをベースとしたソースをからめます。

第3に、パスタは一度にたくさん食べてしまうところに大きな問題があります。少量のパスタを前菜として出す（イタリアではこれが普通です）献立を考えてみてください。健康によいタンパク質や脂質、野菜がいっぱいのメインディッシュに添えるのもいいでしょう。パン同様、パスタを食べるのは週に1回までです。

満足のいくまでパスタを食べたいという人は、パスタに代わるものを探すといいでしょう。たとえば、わたしはこんにゃくの地下茎を使ってつくられた麺が好きです。これはしらたき、あるいはミラクルヌードルとして売られています。こんにゃくは東アジア、東南アジアの原産で、地下茎はコレステロールを減らす、血圧を下げるなどのさまざまな代謝効果や、炎症を抑える、プレバイオティクスの働きで腸の健康を保つなどの効果をもたらします。この麺は水で十分すすいでから、熱湯に1〜2分浸します。ズッキーニやキンシウリでつくられた麺もパスタの代替品として人気です（キンシウリヌードルのクルミペーストあえのレシピは400ページ）。

興味深いのは**米**です。白米はGI値が高く、精製された小麦粉と変わりませんが、伝統的なインドや日本の食事も含め、世界の健康的で不安をやわらげるさまざまな食事の柱となっています。研究によると、食事をしっかりとり、その一部としてご飯を食べると、GI値は下がります。また、日本食を対象にした研究で、ご飯を酢、乳製品、豆製品と組み合わせて食べると、GI値が20〜40パーセント下がりました。したがって、健康にいい食品といっしょに適量食べるのなら、お米は選択肢の1つです。

玄米は栄養的に白米とほぼ同じです。玄米のほうがいいという人は、適量なら食べてもかまいません。ただ、玄米は言われているほど健康にいいわけではありません。野生米には白米、玄米より多くの食物繊維、タンパク質、抗酸化物質が含まれているので、よい選択と言えます。こんにゃくの地下茎からは米の代替品もつくられ、しらたきライス、あるいはミラクルライスとして販売されています。どんな選択をするにせよ、ご飯の食べ方はパスタと同じです――食事の中心に据えるのではなくつけ合わせとし、食べるのは週1回までにしましょう。

オートミールは食物繊維のすばらしい供給源で、オート麦は腸内環境を整えます。オートミールは健康的な朝食になりそうですが、グルコース測定器のデータから、血糖値を急上昇させることがわかっています。オートミールの種類や、いっしょに食べる食品によって、血糖値はさらに上がります。まず、オートミールはスティールカットオーツ（オーツ麦のもみ殻をとり除き、細かく割ったもの）を選びましょう。ロールドオーツ（オーツ麦のもみ殻をとり除き、蒸して押しつぶし、乾燥させたもの）やインスタントオーツに比べ調理に時間がかかりますが、あまり加工されておらず、ＧＩ値が低いです。

次に、オートミールを食べるときはブラウンシュガーやメープルシロップをかけすぎないことが重要です。ベリーやシナモン、ナッツをプラスすればいいでしょう。けれども、オートミールを毎日食べるのはおすすめできません。わたしの患者は、スティールカットオーツを１週間に１回朝食として食べると調子がいいようです。

近年人気の高まっている穀物はたくさんあります――けれども、その大半は以前から、あるいはほかの文化に主食作物として存在していたもので、最近見つかったわけではありません。アマランス、大麦、ブルグア、スペルト小麦、ファッロ、キヌアのような全粒穀物は食物繊維、タンパク質、複合炭水化物、微量栄養素が豊富です。本書に掲載したレシピを使って、あるいは米のような一般的な穀物の代用として、これらの穀物を試してください。３７９ページの、キヌア・シリアルは朝食にぴったりで、体を温め、不安をやわらげる効果もあります。

パントリーに常備したい
油・調味料・薬味・スパイス

油はおもに**オリーブオイル**か**アボカドオイル**を使ってください。どちらも体にいいオメガ3脂肪酸が豊富で、オメガ6脂肪酸はそれほど含まれていません。わたしは、ドレッシングはエキストラバージンオリーブオイルでつくります。加工が最小限に抑えられ、微量栄養素とバイオアクティブ（生理活性物質）がほぼ残っているからです。高温調理にはアボカドオイルを使います。オリーブオイルは煙点が低く、すぐに焦げるからです。アボカドオイルはオメガ6脂肪酸に対するオメガ3脂肪酸の割合がオリーブオイルよりいくらか低いのですが、ほかの植物油と比べるとはるかに上です。

調味料・薬味は料理の味を引き立て、なかには健康にもとてもよいものがあります。とくに**ピクルス**はどれも――キュウリのピクルスであれ、パプリカのピクルスであれ、キムチやザワークラウトのようなものであれ――細菌コロニーの形成を増強し、腸内の細菌の餌となって腸内環境を整えます。わたしは常温保存が可能なビン入りの発酵食品ではなく、冷蔵のものを買います。そのほうが加工度が低く、保存料の使用が抑えられ、いい細菌がうまく保たれるからです。

調味料・薬味としては、**マスタード**、**減塩醤油**（あるいはグルテンをとらないのならたまり醤油）、ホットソース（唐辛子を原料とした辛いソース）など、砂糖の含有量が少ないものがいいでしょう。ケチャップ、バーベキューソース、海鮮醤《じゃん》、ハニーマスタードや一部のドレッシングなど、砂糖がたくさん入っているものは避けてください。

ハーブ、スパイスは料理に風味を添えるだけでなく、微量栄養素やバイオアクティブがたくさん含まれています。味のつけすぎ以外、不都合な点はありません。さまざまな風味のものを試してみてください。不安と闘うなら、ターメリックやサフラン、パプリカ、オレガノ、ローズマリー、ミント、パセリ、タイムがおすすめです。

おすすめの飲みもの、避けたい飲みもの

もっとも重要な飲みものは水です。水分補給はさまざまな意味で重要で、**水を飲む**

量とうつ、不安の軽減との間に相関関係が見られます。水を食料品店で買う必要はありません。水道水、あるいは浄水器を通した水のほうが環境に優しい選択です。ミネラルの入った水や電解質を加えた水の健康効果がうたわれていますが、それは科学的証拠よりむしろ市場戦略の後押しを受けています。

普通の水を十分飲んでいない人には、**炭酸水**という選択肢があります。必ずプレーンのものを選んでください。どんな香料が添加されているかわからないからです。もちろん、砂糖や人工甘味料、ブドウ糖果糖液糖のような高カロリーの糖で甘味を加えたソーダも避けなければなりません。人工甘味料は消化・吸収されないのでカロリーゼロですが、腸内細菌叢には影響が及びます。栄養ドリンクには甘味料のほか、カフェインをはじめとする不安を悪化させかねない化合物が多量に含まれています。栄養ドリンクは不安症によくありませんが、最近の研究でもそれが裏づけられています。

わたしはカフェインの摂取には慎重ですが、カフェインの量が少なく、ポリフェノールが含まれていることを考えると、コーヒーより紅茶や緑茶のほうがいいでしょう。コーヒーを飲む人は、量に気をつけてください。健康な人もパニック障害を抱える人もコーヒー5杯程度でパニック発作を起こし、不安を高める可能性のあることが研究でわかっています。コーヒーを一度に5杯飲む人はまずいませんが、1日に5杯なら聞かない話ではありません。1日を通してコーヒーを飲む人は、自分が思っている以上に飲んでいるかもしれないことを認識し、1日2~3杯にとどめてください。

アルコールも不安症と複雑な関係にあります。社交不安症のような不安症の場合、飲酒量が増えることが考えられますが、飲酒が不安症を引き起こすこともあります。しかし一方で、お酒を飲まない人は不安症である可能性が高いという研究結果も出ています。お酒を飲むなら、ビールや蒸留酒ではなく赤ワインにし、1週間に女性はグラス4杯、男性は6杯以内にとどめましょう。アルコールを飲んだらどんな感じがするかに注意を払ってください。神経過敏になる、不安になるという人は、お酒は一切飲まないほうがいいかもしれません。

軽食・スイーツ・おやつは食べてもいいか

軽く食べるものには、健康に悪いものがたくさんあります。そうした食品は、塩と脂肪と甘味を欲しがる脳の部分をターゲットにしています。メーカーは必ずと言っていいほど中毒性と安上がりな生産方法を何よりも重視します。このため軽食は、あなたにもっと食べたいと思わせる、質の悪い原料でつくられています。これは危険な組み合わせです。ポテトチップス、クッキー、アイスクリーム。すべてのものが光沢のある鮮やかな色のパッケージに入って通路の両側に並んでいるのを見ると、これらの選択肢に抵抗することがなぜ難しいのかがよくわかります。

しかし、抵抗しなければなりません。ポテトチップスは通り過ぎましょう。クッキーの前を通るときは、見ないようにしましょう。糖分を加えた朝食シリアルは手にとりません。グラノーラバーのような健康によいとされている食品も多くが、たくさんの砂糖を使っている可能性があります。また、健康食品会社がつくる野菜チップスやオーガニックチップスなどは加工度が高く、ひと袋食べると、通常のポテトチップスよりうんと健康にいいとは言えなくなります。

おいしい軽食になる健康的な食べものとしては、果物やフムス、新鮮なサルサ、ワカモレをつけた野菜。ひとつかみのナッツやプレーンヨーグルトもいいでしょう。ヨーグルトに甘味を加えたいときはマヌカハニーを1滴落とすのがおすすめです。ハチミツの一種で、フェノールの含有量が多く抗菌作用をもつことから、医療目的で使われています。デザートには、ベリー類のような果物を食べると満足感が得られます。

また、わたしはいつも少量の**ダークチョコレート**をおすすめしていますが、買うときは注意が必要です。砂糖がいっぱい入ったチョコレートを「ダーク」チョコレートであるかのように見せかけるマーケティングが行われているからです。そのためエキストラダークチョコレート、できれば板チョコではなくチャンクチョコレートをおすすめします。最近はダークチョコレートに高レベルのカドミウムと鉛が含まれているのではないかと懸念されています。これらの有害金属のレベルがもっとも低いのはどのブランドかを調べて買いましょう。そして、食べるのは1日に約30グラムまでとしましょう。これだけ食べると健康に十二分の効果が得られます。

カームフード（CALM FOODS）を求めて食料品店へ行こう

食料品店に行く場面を想像してみましたが、これで、買いものにいって不安を抑えるおいしい食べものをカートいっぱい買ってみようという気もちになってもらえたらうれしいです。不安に効く食べものを選ぶ習慣がつくまでは、買うべきものをすべて覚えておかなければならないというのでは大変です。わたしは頭文字を使って主要な材料を覚えるのが好きです。店のなかを歩いているとき、あるいは買いもののリストをつくるとき、カームフード（CALM FOODS）を忘れないでください。

・**C アブラナ科の野菜（Cruciferous vegetables）**：ルッコラ、チンゲンサイ、ブロッコリー、芽キャベツ、キャベツ、カリフラワー、コラードの若い葉、ケール

・**A 抗炎症作用、抗酸化作用のある食品（Anti-inflammatory and antioxidant foods）**：ベリー類、ナッツ、種子、紅茶、緑茶、ハーブティーなどのお茶

・**L 豆類と葉物野菜（Legumes and leafy greens）**：インゲン豆、ヒヨコ豆、レンズ豆、大豆などの豆類。スイスチャード、ロメインレタス、ホウレンソウなどの葉物野菜

・**M 微量栄養素（Micronutrients）**：野菜、豆類、肉、乳製品などの加工されていないホールフードは、ビタミンA、B_1、B_6、C、E、そしてカルシウム、鉄、マグネシウムなどのミネラルが豊富です。

・**F　食物繊維と発酵食品**（**Fiber and fermented foods**）**：**野菜や豆類、ナッツ、種子に含まれる食物繊維。キムチや味噌、ザワークラウト、ヨーグルトのような発酵食品

・**O　オメガ3脂肪酸**（**Omega-3 fatty acids**）**：**サケ、ナッツ、種子

・**O　油**（**Oil**）**：**ドレッシング、ドリズル（料理に少量たらす油、ソースなどの液体）用のオリーブオイル、高温調理用のアボカドオイル

・**D　ダークチョコレート**（**Dark chocolate**）**：**エキストラダークチョコレート

・**S　スパイスとハーブ**（**Spices and herbs**）**：**ターメリック（黒コショウとともに使用）、サフラン、パプリカ、オレガノ、ローズマリー、ミント、パセリ、タイム

不安に効く材料が買えたら、おいしくて健康にいい食事の準備にいつでもとりかかることができます。そして、これが食べものを通じて心を落ち着かせる第1歩となるのです。

第3部

メンタルにいい食事・献立

第11章 心を落ち着かせるための6つの柱

2004年に『ナショナル・ジオグラフィック』誌の記者ダン・ビュイトナーは長寿の秘訣を探るため、**長生きする人の多い地域**を調べはじめました。調査の結果、世界には100歳を超える住民の割合が高い地域が5つあることがわかりました。**カリフォルニアのロマリンダ、コスタリカのニコヤ、イタリアのサルデーニャ、ギリシアのイカリア、そして日本の沖縄**です。ビュイトナーのチームはこれらの地域を**ブルーゾーン**と名づけました。そして、そこに住む人々の食事やライフスタイル、考え方を調べ、**長寿のための指針「パワー9」**を発表しました。これには運動、人生観、人とのつながり、そして、もちろん健康的な食事などの、長寿の要因が含まれています。

ブルーゾーンについて書いた本はベストセラーとなり、TEDトークでの講演も人気を呼びました。ブルーゾーンは、健康的な生き方を解明する基礎研究となりました。ミネソタ州のアルバート・リーではパワー9を実践するプロジェクトが進められ、体重の減少や医療費の低減など、大きな成果が上がりました。

ブルーゾーンプロジェクトは寿命を延ばすことを目的に行われました。しかし、慢性的な炎症や代謝異常のような長寿を阻害するものは不安の発症にも大きくかかわっていることがわかっています。ブルーゾーンをきっかけに行われた研究では、これらの地域のライフスタイルが不安の軽減につながる可能性が示されました。

たとえば、新型コロナウイルスの世界的流行時にノーザン・アリゾナ大学で働く人々を対象にした研究が行われ、参加者はバーチャルプレゼンテーションや料理の実演、健康に関するカウンセリングなど、8週間にわたるブルーゾーンの教育プログラムを体験しました。神経が非常に疲れる時期でしたが、参加者はよく眠れるようになり、プログラムの終了時までにうつや不安が軽減していました。

パワー9に従って生きると、さまざまな形で不安がやわらぐものとわたしは考えています。そして、わたしのいちばんの関心はやはり、ブルーゾーンの食に対するアプローチです。９つの指針のうち３つは食に関するもので、学ぶべき点があります。

・**植物中心**：ブルーゾーンの１つ、カリフォルニアのロマリンダは完全菜食主義者が圧倒的多数で、それ以外の地域では肉と乳製品がいくらかとられています。しかし、どの地域でも食事が植物中心であることは確かで、とくに豆がよく食べられます――豆は食物繊維と微量栄養素が豊富で、ＧＩ値の低い炭水化物と植物性タンパク質がバランスよく含まれた不安に効くスーパーフードです。

・**80％ルール**：このルールは沖縄の人がよく口にする「腹八分」から生まれました。「腹八分」とは「八分目まで食べる」、つまり80パーセントお腹が満たされたら食べるのをやめるということです。ブルーゾーンに住む人の多くが、似たような食べ方をします。たいてい朝と昼にしっかりと食べ、午後の遅い時間か夕方に軽い食事をし、その後は翌朝まで何も食べないのです。

・**５時のワイン**：パワー９をとり入れる前にひと言述べておきたいのが、５時のワインについてです。ブルーゾーンに住む人（宗教上の理由からお酒を飲まないロマリンダの人々は除きます）の多くは赤ワインを適量（1週間に女性はグラス4杯まで、男性はグラス6杯まで）飲みます。赤ワインはポリフェノールなどの抗酸化物質が豊富で、認知症に効果のあることがわかっています。けれども、適量にとどめるのが難しい人も必ずワインを飲まなければならないわけではありません。アルコールは飲みすぎるよりまったく飲まないほうがはるかによいのです。

ブルーゾーンの研究でわたしが気に入っているのは、一定の原則に従う限り、**健康的な食事の仕方は1つだけではない**という点です。ブルーゾーンに住む人は、穀物、野菜、豆類がいっぱいの植物中心の食事をしています。けれども細かく見ていくと、それぞれ異なっています。沖縄の食事には乳製品はほとんど、あるいはまったく含まれていませんが、サルデーニャとイカリアの食事では乳製品、とくに熟成チーズが多用されます――ただし、どちらの地域でも、牛ではなくヤギとヒツジの乳が使われます。サルデーニャとニコヤではジャガイモがよく食べられます。ジャガイモは揚げるのではなく茹でるのが一般的で、こうするとGI値が下がります。

不安についても同じような研究が行われ、人々がもっとも心穏やかに暮らしている地域を示してほしいものです。しかし、世界中を回って大規模な研究を行わなくても、栄養精神医学の知識を使えば不安を払いのけ、心の平静を保つ食べ方の原則を見出せるはずです。第1部で探索した科学、第2部で得た食べものに関する大量の知識に基づいて、ドクター・ウーマの心を落ち着かせるための6つの柱を確立しましょう。

―第1の柱―
健康的な食品を選ぶ

不安に効く食事をするための重要な第1歩は、健康的なホールフードを食べることです。食材は加工されていないもの、あるいは加工を最小限に抑えたものを選びましょう。全粒穀物、豆類、新鮮な果物と野菜、ナッツ、種子、加工されていない肉、卵、乳製品で食事の大部分が占められるようにします。その理由は以下の通りです。

・野菜、果物、未精製の穀物、豆類は食物繊維が豊富です。食物繊維は腸の健康にとって非常に重要で、善玉菌が住みやすい環境をつくります。

・ホールフードは代謝によい影響をもたらします。精製されていない炭水化物はGI値が低い、つまりゆっくりと消化・吸収されるので血糖値の急上昇、急下降を避けることができます。ホールフードをとり入れた食事は、メタボリックシンドロームの危険因子を改善し、心臓病と2型糖尿病のリスクを下げます。

・ホールフードを食べることは栄養のチートコードを使うようなもので、ほかのすべての柱にも関係してきます。食品を加工すると多くの場合、栄養が失われ、健康に悪い脂肪や添加糖類が加えられます。

第2の柱
色とりどりの万華鏡のような食事

多様性は重要です。食事に多種多様な植物、ハーブ、スパイスを加えて、野菜の語彙を豊かにしましょう。お皿には**脳を刺激し味覚を満足させる色とりどりの食べもの**をちりばめ、万華鏡のようにします。濃い緑色のブロッコリー、ホウレンソウ、オレンジ色・黄色のニンジン、スクウォッシュ（カボチャ）、鮮やかな赤色のラズベリー、ビーツ、濃い青紫のブルーベリー、紫色の茎ブロッコリー、ナス。さまざまな色を食べると、心を落ち着かせる栄養素をたっぷりとることができます。

・さまざまな色の野菜と果物はポリフェノールをはじめとするバイオアクティブの主要な供給源です。これらの物質は抗酸化作用、抗炎症作用があり、腸内細菌を多様化して健康を増進します。

・色、香り、そして不安と闘う化合物を食事にもたらすのは野菜と果物だけではありません。サフラン、ローズマリー、ターメリック、バジルのようなハーブとスパイスも、食事のおいしさを高めるだけでなく、多様なバイオアクティブを含んでいます。

・多種多様な植物を食べると、脳の機能に必要なビタミン、ミネラルを安定的にとることができます。次の柱はこれらの微量栄養素に関係しています。

――第3の柱――
微量栄養素を重視する

微量栄養素は必要量はごくわずかですが、脳を落ち着かせ安定した状態に保つなど、体のさまざまな機能において重要な役割を担っています。大切なビタミン、ミネラルは多数あるので、幅広い種類の食べものを食べることが肝要です。また、検査をして不足しているものがないかを確かめ、必要なら補充を検討することも重要です。不安を抑えるうえでもっとも重要なのは、ビタミンB群、ビタミンC、ビタミンD、ビタミンE、そしてミネラルならカルシウム、鉄、マグネシウム、亜鉛です。

・微量栄養素は神経伝達物質にとって重要で、ドーパミンやセロトニンのような気もちにかかわる物質の合成と調整を助けます。
・微量栄養素の多くは抗酸化作用、抗炎症作用があり、脳を老化から守ります。
・推測ではなく検査を。微量栄養素が不足していないか、かかりつけ医に検査をしてもらいましょう。食事を調整してもまだ不足しているものがあれば、それを補うためにサプリメントの利用を検討してください。

第4の柱
健康にいい脂質を優先する

脳は60パーセントが脂質であり、健康的な不安とは無縁の脳を保つには、健康によい脂質を安定的に脳に供給することが重要です。脂質はどれも同じではありません。体にもっともよい脂質をとることも、心を落ち着かせるうえで重要です。

・オリーブオイルやアボカドオイルのような未精製のオメガ3脂肪酸が豊富な油は抗炎症作用があり、腸内環境を整え、代謝を改善します。調理に使って、脂肪摂取量の大半がこの2つで占められるようにしましょう。

・魚介類、ナッツ、種子に含まれるオメガ3脂肪酸は不安を軽減し、神経炎症を防ぎ、神経変性疾患に有効です。EPA、DHAをとるには脂肪の多いサケのような魚を、ALAをとるにはナッツや種子を食べるといいでしょう。

・加工されていない肉や脂肪分の高い乳製品に含まれている飽和脂肪は以前考えられていたほど体に悪くはありません。とりすぎてはいけませんが、適量なら大丈夫です。

第5の柱

不安の引き金となる食べものを避ける

不安を引き起こすような食べものを避けることも同じように重要です。加工された人工的な食品は腸内環境を乱し、炎症を引き起こし、代謝に悪影響を及ぼすことが考えられるので、細心の注意を払ってください。

・精製された小麦粉や白米、そのほかのでんぷん質のようなGI値の高い炭水化物は血糖値スパイクを引き起こします。血糖値スパイクは食後、血糖値が急激に上昇と下降をすることで、不安と関連があります。

・添加糖類はGI値が高く、栄養はほとんど、あるいはまったくありません。果物と野菜に天然の糖分が含まれているので、添加糖類は最小限に抑えなければなりません。これを人工甘味料に置き換えるのもよくありません。人工甘味料は砂糖より低カロリーかもしれませんが、簡単に腸内細菌叢を乱し、不安を増大させます。

・ベニバナ油、大豆油、ヒマワリ油のような植物油に含まれるオメガ6脂肪酸は健康にいいと言われていますが、炎症を促進する働きがあるので、できるだけ避けることをおすすめします。パッケージ入りのスナックや揚げもの、ファストフードはとくに注意が必要です。これらの食品には炎症促進性のオメガ6脂肪酸やときにはトランス脂肪など、体に悪い脂肪がたくさん含まれています。

――第6の柱――
楽しくて持続可能な食事

わたしたちの心は一生、わたしたちとともにあります。長期にわたって不安を抑えて心の平静を保ち、心の健康を長く維持するには、その場しのぎの解決法や手軽なダイエット法に頼るのではなく、持続可能な形で食事やライフスタイルを変えることが重要です。脳にもっともよい食事は、健康的な食べものがたっぷりの食事ですが、楽しんで食べることのできる食事でもなければなりません。食べるとは体にパワーを与えることですが、おいしい食事が届けてくれる喜びを味わうことでもあるのです。

・自分の大好きな、体にいい食べものを中心に食事計画を立てましょう。自分が属する文化でよく食べられる食べものでも、心が落ち着いてほっとする食べものでも、なんでもいいのです。自分にとって大切な食べものがあるはずです。新しい栄養計画を立てて、それに自分を慣れさせる必要はありません。ここに示した柱を自分の好きな食べものに当てはめ、味や食べ方が好みに合う健康的な食べものを選べばいいのです。

・食事の変化が不安にどのような影響を及ぼしているかを判断しましょう。ある食べものを食べると不機嫌になる、イライラする、お腹が満たされない、神経過敏になる、そんなときは、それを食べるのをやめてみましょう。食べたあと気分がすぐれないのは、おそらくその食べものがあなたに合っていないからです。

・いつも健康的な食事をしているのなら、たまに体によくないものを食べても、自分を大目に見ましょう。わたしの患者のなかには、子どもの誕生日にケーキを食べたこと、また、友人と出かけたときにフライドポテトを食べたことで罪悪感を抱き、不安症を悪化させた人がいます。たまに計画通りいかなくても自分を責める必要はありません。

6つの柱のパワー
――不安をコントロールできるようになる

6つの柱は食べものを通じて不安をコントロールできる革命的な方法だと考えています。**不安を脳の問題と考えるのではなく、腸と脳の関係を活かして不安を静めることが重要**です。

すでに健康的な食べ方を実践していて、体重は問題ではなく、血圧やコレステロールなどの代謝関連指標も基準値の範囲内に収まっている人なら、食事は簡単に変えることができるでしょう。たとえば植物油をオリーブオイルやアボカドオイルに替える、これまでつくっていた料理にさまざまな野菜を加える、添加糖類を使わないなど、いま選択している食品を不安に効く別のものに替えるだけでいいのです。食事で心を健康にするとり組みは、徹底的にしなければならないといったものではありません。食習慣を6つの柱に近づけるための小さな選択の一つひとつが不安の軽減につながるのです。

けれども、あなたやあなたのかかりつけ医が食事のリセットが必要と感じているのなら、一から食べ方を考え直すことをおすすめします。心を落ち着かせる健康的な食事を計画し、料理し、食べることができるよう、6つの柱を頼りに新しい方法を決めるのです。次の2つの章ではこれについて見ていきましょう。

第12章 不安と闘うための食事計画を立てる

わたしのクリニックにはじめてやってくる人はたいてい何を食べたらよいのかわからず困っています。それはそうでしょう。正しい食べ方について大声で競うように最新のアドバイスをする人たちがいるのですから。わたしが、即座に不安症が完治する魔法のダイエットも秘密のソースも存在しないと言うと、みな少しがっかりします。何かに従えば確実に問題を解決できると言われたほうが安心できるのです。

誰にとっても特効薬といえるような食事法はありませんが、メディアで話題になった人気の高い食事法のなかには価値のあるものがあります。実際、患者からもっともよく質問される2つの食事法は、科学的根拠にしっかりと基づいたものです。

それは地中海食とケトジェニックダイエットです。この2つの原理は大きく異なりますが、どちらも6つの柱を軸に各人に合った不安に効く食事計画を立てるための基礎となりえます。この章ではそれぞれの食事法の長所と短所を考え、どうすれば6つの柱の枠組みにぴったりと収まるかを探りましょう。また、あなたがどんな食事計画を選ぶにせよ実行することのできるよい食べ方をいくつか見ていくことにします。

ほとんどの人にとって最適な出発点：地中海食

地中海食はギリシア、イタリア、南フランス、スペイン、中東の一部を含む地中海沿岸――2つのブルーゾーン、イタリアのサルデーニャとギリシアのイカリアを含む――の文化の伝統的な食事に基づいたものです。1950年代半ばに科学者のアンセル・キースが、イタリア南部の貧しい人々が、はるかに豊かなニューヨーク市の人々よりずっと健康なのはなぜなのか、その理由を明らかにしようとしました。そこで行われたのが有名な7か国共同研究です。これはアメリカ、フィンランド、ユーゴスラビア、日本、オランダ、イタリア、ギリシアの食事について調べたもので、食事と心血管疾患を結びつけた最初の大規模研究とされています。研究の結果、地中海地域の食事が心臓にもっともよいことが明らかになりました。

この結果を受け、1960年代に地中海沿岸文化の食にヒントを得た、**オリーブオイル、果物、野菜、豆類、全粒穀物、魚が豊富な食事法**が生まれました。地中海食は長い年月の間に少しずつ変わってきましたが、いまでも健康食の基準とされていま す。複雑な食事の長期研究は期間が長いことや食品に切りがないことから非常に難しいのですが、地中海食の抗炎症作用や、心血管と代謝の健康に及ぼすよい影響は繰り返し確認されています。

一例を挙げると、2020年のレビューでは、**地中海食を食べることで2型糖尿病患者の代謝が改善し、心臓発作をはじめとする心血管系イベントがじつに30パーセントも減った**ことが明らかになりました。また、標準的なアメリカ人の食事より地中海食のほうが腸内細菌の多様性を高めることもわかっています。

地中海食を構成する食品は6つの柱に合っています。ホールフードが中心で、さまざまな種類の野菜、微量栄養素、体によい脂質が含まれ、添加糖類やそのほかのGI

値が高い炭水化物など、不安を引き起こすものはあまり見られません。

食事法と心の健康との関係について本格的な研究が行われるようになったのは最近のことで、それは地中海食が不安症のような疾患に及ぼす影響についても同じです。そのなかに、地中海食がうつや不安に効果的である可能性を示す研究があります。スウェーデンでは10万人近くの女性を対象にした食事に関する研究が20年にわたって行われ、地中海食によく従っている人はうつ、とくに深刻なうつと診断されるケースが少ないことがわかりました。不安に関する同じような長期研究は行われていませんが、不安とうつが密接につながっていることから、地中海食は不安の軽減にもよいものとわたしは確信しています。

つまり、理論的には、地中海食は穏やかな心を保つのに必要な食べものをとり入れるための戦略になりえるのです。実際、健康全般によい、誰にとっても効果のある魔法のダイエットにいちばん近いのがこの地中海食でしょう。わたしも含め医師や栄養学者がよくこの食事法をすすめるのも納得がいきます。

しかし、地中海食の弱点を知っておくことが重要です。それは柔軟性の欠如です。地中海食の食材はどれも健康によいものですが、誰もがそれを簡単にとり入れ、おいしく味わえるわけではないのです。魚介類や乳製品がよく使われるために、菜食主義者や完全菜食主義者はこの食事法に忠実に従うことができません。さらに、地中海沿岸地域の伝統的な食べものや味に基づいた食事は誰にでも合うわけではありません。

地中海食の利点についてハーバード大学医学大学院で講義をすると、栄養学を専攻するもっとも優秀な学生の1人からこんな質問を受けました。世界の多数の文化がそれぞれまったく異なる食べものを食べているのに、なぜ地中海食が世界ですすめられているのか、と。アジア出身の彼女は自分の食事を地中海食に基づいたものに変えようという気はありませんでしたし、文化がそれぞれ異なる自身の患者に対してそうすすめるのもためらわれるようでした。

そのとき、わたしは自分も同じように感じていることに気づきました。伝統的な地中海沿岸の食べものや料理の多くをわたしはとても気に入っていますが、幼いころに親しんだ南アジアの料理や、世界のほかの料理を断つつもりはありません。

たしかに、わたしの患者が地中海食で苦労するとき、その原因はたいてい第6の柱にあります。地中海食が文化的な理由や食事制限、嗜好などから自分が望むものではない場合、一貫してその食事法を守るのは難しいでしょう。たとえば、アボカドとブラックビーンズを使った中南米の料理、のりや味噌を使った東アジアの料理、豆とスパイスを使った南アジアの料理。これらはどれも不安と闘うのにぴったりです。伝統的な地中海料理ではないからといって、除外する必要はありません。

幸い、6つの柱に従いながら地中海食の範囲を広げて異なる食べものをとり入れる方法はたくさんあります。たとえば研究者やレシピ開発者は**地中海食の基本とアジアの伝統食で使われる食材を結びつけたハイブリッド食**を考え出しています。かけ合わせることで味に多様性をもたせ、醤油や海草、緑茶、ターメリックに含まれる微量栄養素を利用することができ、それが伝統的な地中海食の効果を高めることにつながります。わたし自身は、地中海食に南アジアの食材や韓国、日本の香辛料を加えるなどして――本書のレシピをご覧ください――、料理でも医療でも成果を上げています。

それが実際にどのようなものかを確かめるために、地中海食に世界のさまざまな食材や調味料をとり入れ、しかも6つの柱の枠内に収まっている食事計画の詳細を見ていくことにしましょう。地中海食は世界で広く受け入れられています。地中海食から生まれたこの食事計画を、わたしはまず、心を落ち着かせるための食事法にこれからとり組んでいく人にすすめたいと思います。

地中海食をとり入れた1週間の献立例

毎日食べるもの：

ここに示す食べものが不安と闘うための食事の基盤となります。主要栄養素、微量栄養素、体にいい脂質、食物繊維をバランスよくとることができます。

・しっかりした食事をするたびに少なくとも2種類の野菜を食べ、1日の野菜の総摂取量を6〜8サービング（1サービング＝1人前の量）とします。生の葉物野菜（ホウレンソウ、ルッコラ、ロメインレタス）を1カップ（1カップは237ミリリットル）、軽く調理したアブラナ科の野菜（ブロッコリー、芽キャベツ、カリフラワー）を1／2カップ食べることを第一に考え、パプリカ、トマト、ニンジン、キュウリ、ズッキーニなどの色鮮やかな野菜と、ニンニク、長ネギ、タマネギなどをそこに加えます。

・1日に果物を2サービング、食事の一部、あるいは軽食、デザートとして食べます。わたしがよく食べるのはブルーベリー1／4カップ（1サービング当たり、以下同）、ミックスベリー（ラズベリー、ブラックベリー、イチゴ）1／4カップ、S～Mサイズのリンゴ1個、クレメンタイン（マンダリンオレンジの一種）1個、小さなオレンジ1個です。

・1日のタンパク質の必要量は米国農務省の栄養摂取基準カリキュレーター（https://www.nal.usda.gov/human-nutrition-and-food-safety/dri-calculator）を使えばわかりますが、健康状態によって必要量は変わることがあるので、かかりつけ医に相談したほうがいいでしょう。毎日のタンパク質の摂取源としてよいのは、以下のような植物性タンパク質を含む食品です。オーガニックの遺伝子組み換え大豆を用いていない豆腐110グラム（タンパク質約9グラム）、豆類1／2カップ（タンパク質約9グラム）、キドニービーンズ、黒インゲン豆、白インゲン豆、またはカンネリーニ1／2カップ（タンパク質約8グラム）、ヒヨコ豆1／2カップ（タンパク質約6グラム）。

・動物性タンパク質をとる場合は、3度の食事のうち2度は植物由来のものを食べ、1度だけ牛肉、豚肉、魚、鳥肉、または卵を1サービング食べましょう。具体的には次のようなものが考えられます。天然のサケ85～115グラム（タンパク質約30

グラム）、放し飼いにされたニワトリ、または七面鳥の肉115〜140グラム（タンパク質約30グラム）、牧草で育てられた牛の肉115グラム（タンパク質約33グラム）、平飼い卵1〜2個（タンパク質12グラム）。

・エキストラバージンオリーブオイル：ドレッシングや低温調理に大さじ1〜2杯。高温調理にはアボカドオイルを。

・ナッツ（クルミ、ピーカンナッツ、アーモンド）：約1／4カップ

・種子（アマニ、チアシード、ヘンプシード）：約1／4カップ

・発酵食品（ピクルス、キムチ、ザワークラウト）：約1／4カップ

・お茶（ラベンダー、パッションフラワー、カモミール、ゴールデンチャイ）：1〜2杯

週に数回食べるもの：

次に挙げるものは毎日食べてはいけません。けれども、不安と闘うための食事の重要な構成要素であり、週に2〜4回食べることをおすすめします。

・乳製品、できれば牧草で育てられた牛の乳でつくられたもの：牛乳、カッテージチ

ーズ、またはプレーンヨーグルト1／2カップ。あるいはパルメザンチーズ30グラム（植物性のミルク、ヨーグルト、自家製のチーズ代替品はどれも植物由来の食事をしたい人によいでしょう）。

・アボカド：Mサイズのアボカド1／4個

・チョコレート：エキストラダークチョコレート45グラム。脳にいい食後のおやつとして。

月に3～4回までなら食べてよいもの：

次に挙げるものは必ず食べなければならないものではありません。適量を1週間に1回までなら食べてもいいでしょう。食べたあとどんな感じがするか、注意を払ってください。神経が高ぶる、苛立つ、あるいは不機嫌になるのを感じたら、もう食べないでください。

・小麦粉でつくられたパン、パスタ：パン1枚（サワードゥが望ましい）、乾燥パスタ55グラム（茹でたあと完全に冷まし、食べる前に温める）

・白米または玄米：調理したものを1／2カップまで
・ジャガイモ、サツマイモ：Mサイズ1個。揚げるのではなく、オーブンで焼く、茹でる、あるいは蒸し焼きにする（調理後完全に冷まし、食べる前に温める）
・代替肉：1サービング（パッケージの表示を参照）

つねに避けるもの：

次の食品、飲料はどこにでもあり、つい手が出そうになります。しかし、どれも不安を引き起こす可能性が高いので、できるだけ避けることが重要です。

・朝食用シリアル、グラノーラバー、ポテトチップス、クラッカーのようなパッケージに入った加工食品
・加工肉、加工チーズ：スライスしたハム、ソーセージ類、アメリカンチーズを含む。
・クッキー、ケーキ、キャンディなどのスイーツ：人工甘味料を使ったものを含む。
・甘い飲料：ソーダ（レギュラー、ダイエット）、フルーツジュース、栄養ドリンク、スポーツドリンクを含む。

・1週間の献立例：

6つの柱に従って、地中海食の健康的な食べものと世界の食べものや風味を結びつけた1週間の献立例を紹介します。

軽食（このなかから1日に1つか2つ選ぶ）

・脳にいいグラノーラ（377ページ）大さじ2杯。ヨーグルトかカッテージチーズといっしょに。
・ブルーベリー、またはミックスベリー1／4カップ
・牧草で育った牛の乳でできたオーガニックカッテージチーズ1／2カップ。シナモンを振りかけて。
・牧草で育った牛の乳でできたヨーグルト、または乳成分を含まないヨーグルト1／2カップ。シナモン、またはプレーンのアップルソースとマヌカハニーを1滴かけて。
・ふじリンゴ。スライスして、パルメザンチーズ30グラムといっしょに。
・フムス大さじ2杯。セロリスティックといっしょに。

月曜日

・朝食：バジルシード・プディング（372ページ）。ブルーベリーとアーモンドを添えて。

・昼食：韓国風エビ炒め（391ページ）。紫茎ブロッコリーの炒めもの（421ページ）をつけ合わせに。

・夕食：主役級ローストブロッコリー（398ページ）。ニンニク風味の蒸しホウレンソウを添えて。

火曜日

・朝食：卵2個を使ったオムレツ、またはヒヨコ豆スクランブル（374ページ）。ホウレンソウ、エシャロット、マッシュルームを添えて。

・昼食：ドクター・ウーマのパリパリ万華鏡サラダ（415ページ）。シイタケベーコン（423ページ）でトッピング。

・夕食：サンバル（ダール）（395ページ）。野菜を添えて。心を落ち着かせるグリーンサラダ（412ページ）。野菜、ナッツ、種子を添えて。

水曜日

・朝食：ヨーグルト（動物性、または植物性）とベリー類。シナモンとほんの少しのマヌカハニーをかけて。
・昼食：韓国・インド風チキンのオーブン焼き（389ページ）。キュウリのスパイシー・クランチー・サラダ（425ページ）を添えて。チキンを遺伝子組み換え大豆不使用のオーガニック豆腐、またはヒヨコ豆豆腐（381ページ）で代用してもよい。
・夕食：千切りのレッドキャベツ、ニンジン、スライスしたキュウリ、ミニトマトのミックスサラダ。ベイクド＆クールド・ポテト（403ページ）。エシャロットのみじん切り、クレームフレーシュ（サワークリームの一種）、おろしたパルメザンチーズでトッピング。

木曜日

・朝食：キヌア・シリアル（379ページ）。ベリー類でトッピング。
・昼食：健康的マカロニ＆チーズ（386ページ）。グリーンサラダを添えて。

・夕食：キンシウリヌードルのクルミペーストあえ（400ページ）、もしくはこれに炒めた七面鳥のひき肉を加えてもいい。クリスピー豆腐ティッカマサラ（383ページ）に刻み野菜を添えて。

金曜日

・朝食：小さく切ったアボカドとトマト、レタスをのせたサワードゥのトースト。ブルーベリー1／4カップ。
・昼食：ヒヨコ豆豆腐（381ページ）170グラム。ミックスベジタブル、味つけしたコンニャクライスといっしょに炒める。
・夕食：南アジアのミックススパイス――クリスピー豆腐ティッカマサラ（383ページ）から豆腐を除けばよい――で味つけしたカリフラワー。エアフライヤーで調理した地中海・アジア風クリスピー・オクラフライ（410ページ）とルッコラサラダを添える。

土曜日

・朝食：豆腐、ホウレンソウ、赤パプリカの炒めもの（豆腐の代わりに卵2個を使ってもよい）。スライスしたイチゴ。

・昼食：地中海・アジア風ナス料理（417ページ）。チポリーニオニオンとサヤインゲンの味噌焼き（419ページ）を添えて。

・夕食：カンネリーニと葉物野菜のクリーミースープ（405ページ）。チンゲンサイの若い葉とロメインレタスのサラダ

日曜日

・朝食：ドクター・ウーマのチェリーCALMスムージー（433ページ）

・昼食：カリフラワーのココナッツカレースープ（407ページ）。マイクログリーンを添えて。ヒヨコ豆のクリスピーローストをつけ合わせに。

・夕食：コンニャクヌードルにピーナッツソースと薄切りの野菜を添える。あるいはこれに、焼いた鶏肉を細かく切ったもの、豆腐、ヒヨコ豆、または牛肉を加える。

これがあなたの心を落ち着かせ、味蕾《みらい》を働かせる1週間の食事です。6つの柱と地中海食の基本に沿った食事で、特定の地域の食べものや味にしばられていません。

低炭水化物というオプション：クリーン・ケト

わたしの患者の多くが、減量にいいという評判にひかれて、炭水化物を減らす食事法に関心をもっています。とくにわたしがよく質問されるのは、ケトジェニックダイエットについてです。炭水化物の摂取を抑え、脂肪の摂取を増やすこの食事法は、ダイエット界に旋風を巻き起こしています。ケトジェニックダイエットで課される制限はほとんどの人にとって必要ないものだとわたしは考えています。

しかし、地中海食に基づいた食事計画に従っても不安症に変化がない、あるいは減量が最優先だといった場合には——6つの柱が守られる限り——試してみる価値はあるでしょう。

ケトジェニックダイエットの爆発的人気から、この食事法は最近生まれたものと思われるかもしれません。しかし実際には1920年代にてんかんの治療法として考え出され、その起源は古代にまでさかのぼります。**ケトジェニックダイエットの目標は、「十分な栄養を得ていないので脂肪をエネルギー源としなければならない」と体に思わせること**です。

炭水化物からのカロリー摂取量を全体の15パーセント以下に抑えると、体は機能するためのエネルギー源であるグルコースをいつものように得ることができなくなります。お気に入りのエネルギー源がなくなった体は脂肪を燃料として利用しはじめます。注意深くダイエットを進めると、ここで体はケトーシスと呼ばれる状態に入ります（ケトーシスが制御されないとケトアシドーシスになります。ケトアシドーシスはよくない状態で、命にかかわることさえあります）。

肝臓でケトン体と呼ばれる物質がつくられ、体や脳はグルコースの代わりにこれをエネルギー源として使います。何も食べていなければ、ケトーシスの状態は続きません。そのうち脂肪が尽きて、あなたは大変なことになります。けれども、ケトジェニックダイエットに従っていれば、炭水化物の摂取量はごくわずかでも、脂肪からカロリーをとっているので（タンパク質からもいくらかとっています）、ケトーシスの状態をずっと保つことができるでしょう。基本的に、あなたは体のエネルギー源をグルコースから脂肪に切り替えているのです。

ケトジェニックダイエットが減量に効果的なのは、脂肪が燃やされるからです。しかしいまでは、この食事法が脳に及ぼす影響や不安を抑制する可能性についても明らかになっています。炎症を抑え、酸化ストレスを軽減することを示す証拠もあります。グルコース代謝よりケトン体代謝のほうが有害なフリーラジカルの産生が少なく、慢性炎症のリスクが抑えられるのでしょう。

ケトジェニックダイエットが心の健康に及ぼす影響に関する研究が行われていますが、その結果は期待のもてるものです。うつ病、双極性障害、統合失調症など、さまざまな精神疾患（残念ながら、不安症は含まれていませんでした）への影響について調べたある包括的レビューによると、どの研究でもよい影響が見られました。また別の研究では、パーキンソン病患者のうつと不安がこの食事法によって大幅に軽減したことが明らかになっています。

とはいえ、ケトジェニックダイエットが広く知られるようになったのは最近のことであり、心と体の健康に対する長期的な影響はまだよくわかっていません。たとえば、腸内細菌叢に及ぼす影響について調べた研究を見ると、細菌の多様性を高めるとする研究がある一方で、それを阻害するとする研究もあります。

脂肪の摂取量を増やすという食事法はダイエットに関して行われてきた伝統的なアドバイスとは相容れないものなので、医療関係者の多くはこれをすすめることに慎重です。けれども、わたしは新たな研究がどのような結果を示すのか楽しみにしています。そして、不安症の治療のための強力な短期的ツールとしてこの食事法が必要に応じて使われるようになるものと考えています。

ケトジェニックダイエットについてのまとめ

地中海食と違い、ケトジェニックダイエットにはとくにこれといった食べものはなく、特定の主要栄養素が重視されるだけです。たとえばこの食事法では、脂肪からのカロリー摂取を55〜60パーセント、タンパク質からのカロリー摂取を30〜35パーセント、炭水化物からのカロリー摂取を5〜10パーセントとするのが標準的です。しかし、これらの主要栄養素を何からとればよいのかは示されず、うっかりしていると健康に悪い食べもの、とくに炎症を促進するオメガ6脂肪酸のような脂肪を選択しかねません。さらに厄介なのが、多数の食品メーカーがケトジェニックダイエットの人気の高まりを利用して、この食事法に適した商品としてパッケージ入りの食品を売り出していることです。こうした食品は加工度が高く、多くの場合、人工甘味料を含んでいます。

こうしたことから、わたしはこの食事法に関心のある患者に「クリーン・ケト」をすすめています。これはケトジェニックダイエットのカロリーの摂取割合を守り、しかも健康的な食べものを重視する食べ方です。地中海食と同じように脂肪のほとんどをオリーブオイル、脂肪分の多い魚、アボカド、ナッツ、卵の黄身からとります。タンパク質の摂取源は乳製品、未加工の肉、卵です。わずかな量の炭水化物は、GI値の低い複合糖質を含むアスパラガスやホウレンソウ、マッシュルーム、レタス、トマトからとります。これらの食品には食物繊維も含まれています。

地中海食に基づいた食事計画をクリーン・ケトに合うものにするには、脂肪を増やして炭水化物を抑えるための変更がいくつか必要になります。

・地中海食に基づいた食事からいちばんに除外しなければならないのは豆類です。インゲン豆もヒヨコ豆もレンズ豆もケトジェニックダイエットで食べるには炭水化物が多すぎます。しかし、豆腐、鳥肉、牛肉、豚肉、魚介類など、ほとんどのタンパク質源は食べることができます。

・クリーン・ケトでも多種多様な野菜を食べることが重要です――豆のような食物繊維の供給源を除かなければならないとあってはなおのことです。葉物野菜、アブラナ科の野菜、アスパラガス、パプリカ、マッシュルーム、タマネギ、ニンニク、そのほかの炭水化物があまり含まれていない野菜は食べられます。けれども、ジャガイモ、サツマイモ、コーン、ビーツ、エンドウマメのようなでんぷん質の野菜は一切食べないほうがいいでしょう。

・果物は食べられません。一部のケトジェニックダイエットでは少量のベリー類を認めていますが、それ以外は控えなければなりません。健康的な脂肪の摂取量を増やすということは、オリーブオイルやナッツ、種子、アボカドをこれまで以上にとり入れるということです。植物性脂肪をとることはつねに重要ですが、動物性脂肪、とくに高脂肪乳製品やオメガ3脂肪酸を含むサケなどの魚介類をとり入れると、ケトジェニックダイエットはうまく進むでしょう。

・小麦やオート麦のような穀物は一切食べないでください。パンやパスタもＮＧです。

ケトジェニックダイエットは誰にでも合うわけではありません。これをめぐるメッセージングに多くの人は不信感を抱き、**多量の脂肪をとることが健康の鍵だという考え方には懐疑的**です――低炭水化物食が長期的に見て賢明かどうか疑問を呈する医学研究者もいます。このような懸念が抱かれていること、さらに、この食事法を守るのは大変であることから、わたしは、より一般的な地中海食スタイルの食事法をはじめたものの不安症にも体重にも効果が見られない人にクリーン・ケトをすすめることにしています。そして、トライアル期間を設け、食事制限を守りつつ栄養を適切にとることができているかを慎重に確かめます。

注意が必要ですが、あまり厳格ではない食事法を試して不安症がよくならなかった人は、栄養士に相談してクリーン・ケトのための食事計画を立てるといいでしょう。心の健康に大きな効果があるかもしれません。

インターミッテント・ファスティング（断続的断食法）について

栄養界にはケトジェニックダイエットのほかにもう1つ注目を集めているものがあります。それはインターミッテント・ファスティング（断続的断食法）です。減量に効果があり、代謝を改善すると言われていることから、近年、熱心な支持者を得ています。

インターミッテント・ファスティングの基本は、食事を特定の時間の枠内に制限するというものです。これにはさまざまなバリエーションがありますが、食べていい時間を決め、それ以外の時間にはほとんど、あるいは一切食べないのはどれも同じです。たとえば、毎日8時間の間に食事をし、残りの16時間は断食するという方法があります。また、5：2ダイエットもよく行われています。これは、週に5日は普通の食事をし、残りの2日は摂取カロリーを最低限に抑えるという方法です。

現時点では、インターミッテント・ファスティングに十分な科学的根拠があるとは言い切れません。しかし、これが減量、代謝の改善、レプチンの働きにとって有用なツールとなる可能性を示す研究があります。この3つはどれも不安によい影響を及ぼします。また、インターミッテント・ファスティングが直接不安に及ぼす影響について調べる研究も行われています。

これは、イスラム教の断食月ラマダンに関する研究から派生しました。ラマダンの期間中、イスラム教徒は夜明けから日没まで断食をします。宗教における断食は健康のための断食とは異なる考え方に基づいていますが、これらの研究で断食がうつや不安によい影響を及ぼすという結果が示されたことには期待がもてます。

腸内細菌の多様化に役立つことを示す証拠もあります。腸内細菌叢の構成は1日の間にも周期的に変化しています。そして、就寝前に食べたりすると、この日内変動が乱され、腸内細菌叢の多様性が低くなります。断続的断食は腸内細菌叢の変動パターンを正常化し、細菌の多様性を高めることがわかっています。そして、これが不安の軽減につながる可能性があります。

インターミッテント・ファスティングと不安の軽減を直接的に結びつける研究がないことから、わたしはこれをすべての患者にすすめようとは思いません。しかし、不安や代謝異常を抱える患者は、これを新たな選択肢として食事法に加えるのもいいでしょう。関心のある人は医療関係者に相談してみてください。インターミッテント・ファスティングを安全に行う方法はいくつかありますが、長期にわたってカロリー制限をするのは危険な場合があります。とくに糖尿病を抱えている人は注意が必要です。専門家の指導を受けてください。

いい食習慣を身につけるための3つのコツ

不安と闘うための食事は、6つの柱に基づいて食べものを選び計画を立てますが、最後に必要なのは、食事時間がストレスのない心穏やかな時間となるよう、いい食習慣を身につけることです。まず、ブルーゾーンの知恵に立ち戻り、食べものとは直接関係のないパワー9の指針を食というレンズを通して見てみましょう。

- **人とつながる：**家族をはじめとする大切な人々とつながり、共に生きることが、パワー9でもっとも重要な点です。わたしたちにとって、これはいっしょに食事をする、快適で人を思いやる集団を見つけることを意味しています。それがどのようなものかは人によって違います。ある人にとっては伝統的な家族との夕食かもしれませんし、またある人にとっては教会やコミュニティーの人々とともに食を称え、味わうことかもしれません。ビデオチャットで友人といっしょに食事をすることだって考えられます。コロナが世界に蔓延したときも友人と食事が楽しめたのは現代技術のおかげですし、わたしたちの社会ではこれがこの先も重宝されるでしょう。

・**スローダウンする：**ブルーゾーンに住む人々はプレッシャーを受けない機会を見つけ、ストレスを軽減します。わたしは、食事時間を休憩しリラックスするためのよい機会とすることをおすすめします。食事は急いで済ませるのではなく、きちんとテーブルについてください。携帯電話もパソコンも切り、テレビの前では食べないようにしましょう。

・**目的をもって食べる：**パワー9の指針の1つは、「目的をもって生きる」ですが、

「目的をもって食べる」こともも重要だとわたしは考えています。体と脳に栄養を与え、不安を打ち負かすために食べていることを認識しましょう。食べものに気を配りましょう。よく考えて噛みましょう。風味に注意を払いましょう。自分が食べているものに罪悪感や後悔の念を抱く必要はありません。ひと口ずつよく味わって食べましょう。

パワー9の先に目を向け、わたしの患者にあと2人会うことにしましょう。2人は食習慣をリセットし、不安と闘うための食べ方を実践して成果を上げました。

過度の食事制限の危険性

食べすぎを防ぐために腹八分のような考え方を実践することはとても重要ですが、なかには不安に駆られて逆の方向に走る人がいることを認識しておくことも大切です。過度の食事制限をし、栄養失調になったり摂食障害のような精神疾患を抱えたりするのです。

大学2年生のアニーは自分の体重と容姿に強い不安を覚えてわたしのところにやってきました。自分の容姿を恥じるあまり、彼女は人と交わることを一切避けていました。これまでずっと減量に励んできたという話を聞いて、わたしは驚きを表さないよう努めました。彼女が太りすぎでないのは明白で、どちらかというと、かなり痩せていました。彼女はどうやら身体醜形障害のようでした。これは誰も気づかないような外見上の欠点にとらわれる疾患です。

食事のことを聞くと、彼女は体によい食べ方をしていると答え、新鮮な野菜や鶏の胸肉、そしてときどきサケを食べ、赤身肉や添加糖類は口にしないと言いました。それは伝統的な健康食のように思えましたが、さらに話を聞くと、わずかな量しか食べず、よく絶食をし、さまざまな種類のホールフードを受けつけないことがわかりました。彼女の身体醜形障害は**オルトレキシア・ナーボウサ**によって深刻化していました。オルトレキシア・ナーボウサは、**食品の質に執着し、健康的とされるもの以外は食べなくなる摂食障害**です。

アニーを診察したわたしは警戒態勢に入りました。わたしのクリニックでは、過度な食事制限をする拒食症のような疾患であれ、過食症であれ、進行中の摂食障害を抱える患者に対応することができません。摂食障害の患者に対しては、体の健康（たとえば体水分率や低血糖）と心の健康に関する綿密なモニタリングを行わなければなりません。摂食障害は自傷行為や自殺につながることがあるからです。摂食障害の人は精神科への入院を必要とすることが多く、摂食障害を専門とする居住型療養施設での治療が必要な場合もあります。

アニーと話をし、食べものに対する彼女の基本的な気もちを聞いたわたしは、彼女の制限的な食物摂取がすぐに体の健康を脅かすところまでは進んでいないと判断しました。強い不安を抱いているものの、自分を傷つける恐れはありませんでした。わたしは集中治療を受けられるところを紹介するのではなく、栄養精神医学に基づいた彼女に合った治療計画を立てることにしました。その手はじめに、2人のチームメンバーを採用しました。栄養コーチのアレックスと、摂食障害のカウンセラーです。

わたしは彼女の不安感を抑えるためにSSRIを投与しました。彼女は食べものへの偏見を改善するために週に2回カウンセラーと話をしました。アレックスはアニーやわたしのそばで仕事をし、買いものの計画を立てるのを手伝ってくれました。買いものに行くと2人は、食べものに触れて感じ、どれを食事に加えるかを検討します。アレックスはアニーに1週間分の買いもののリストをつくるようお願いし、それから、わたしたちはいつも彼女が食べている量を上回る食べものを買うよう優しく促しました。

ホールフードをもっととり入れると栄養価が高まることも理解できるようにしました。体重や体重計には注意を払いませんでした。身体醜形障害のせいで彼女はいつもダボダボとした服を着ていましたが、それに気づいたわたしたちは時機を見計らい、女友だちといっしょに出かけて服を買い、自分に合った髪型とメイクを見つけるセッションに参加してみては、と提案しました。少しずつアニーは自信をつけ、気もちも強くなり、幅広い食べものを食べることができるようになりました。健康的な体重になり、自分の身体醜形障害について理解しました。

アニーの場合もそうでしたが、オルトレキシア・ナーボウサは扱いにくく、多くの場合、不安や自尊心の低さと関係しています。わたしは患者の食事を健康的なものに変えるとき、この症状が見られないか気をつけています。加工していない健康的な食べものを食べることは重要ですが、現実的な目標を立てることや、健康的な食事へのこだわりが行きすぎてしまう可能性があることを理解しておくことも、同じように重要です。

完全なオルトレキシア・ナーボウサではなくても完璧さにこだわり、旅行や祝いごと、仕事の関係などでいつもの食事計画を守れなかったことに罪悪感をもつ患者がいます。そしてソーシャルメディアからつねにプレッシャーと大量の（たいてい誤った）アドバイスを受け、状態はさらに悪化します。体には弾力性があり、たった1度の食事で不安との闘いの成否が決まったりしないことを覚えておかなければなりません。わたしが、カロリーを一つひとつ計算するのではなく、6つの柱のような全般的な指針に従うようおすすめするのはこのためです。ある特定の食事計画に完璧に従うより、一生持続可能な形で食習慣を変えるほうがはるかに重要なのです。

食べものともっといい関係を築くために

食べものとの関係がうまくいかず――たとえば、ダイエットを試しても減量できない、食べすぎる、あるいはアニーのように過度の食事制限をする――クリニックにやってくる患者に対して、わたしはより健康的な食べものを選ぶ手助けをし、栄養精神医学に基づいてその人に合った食事計画を立てます。しかし、それがすべてではありません。食べることに関する考え方を彼らが改め、食べものによって心を落ち着かせることができるようにするためにやるべきことがあるのです。

カユは日本人女性で、30代のはじめにアメリカに移住しました。彼女が日本で食べていたのは魚介類や野菜がいっぱいの伝統的な日本食。これは6つの柱に沿った食事で、彼女はたいてい穏やかな気もちで過ごし、美容師としての仕事にも集中できたそうです。

ところがアメリカに来て、それまでの習慣が変わりました。アメリカ文化に溶け込まなければならないと思い、友人が食べているものを彼女も食べました。揚げものやピザをどか食いすることもしばしばありました。日本食もよく食べていましたが、日本では食べたことがないようなアメリカナイズされた日本食にだんだん傾いていくのを感じました。たとえば、手羽フライやてんぷらで、大盛りご飯がついてきます。

わたしのもとにやってきたカユは気もちが高ぶり、話すのがやっとでした。彼女は、仕事中、手が震えること――そんなことは誰も望みませんが、美容師とあってはなおさらです――、体重が大幅に増え、見た目がすっかり変わったことを訴えました。また、体重が増えたことでストレスや不安を感じ、食べるとほっとするものを求めるようになりました。自分の新しい食習慣が不健康だとわかってはいるものの、それを変えることなどできないと思い込んでいました。食べものが心を落ち着かせる唯一のものだったからです。そしていちばん厄介なのは、自分を嫌いになりはじめたことでした。

わたしはカユに共感し、そうした経験をするのは彼女だけではないことを説明しました――新しい国にやってきた多くの移民が食文化変容と呼ばれる過程をたどります。新しい文化に馴染もうとして食事を大きく変えるのです。最近のレビューのなかに、欧米の国々に移住した東アジアの移民の食文化変容と、それにともなって起きる可能性のある摂食障害、そして糖尿病、心血管疾患のリスクの増大について分析したものがありました。

カユの最大の問題は、何を食べるべきかを知っているかどうかではありませんでした――彼女は伝統的な日本食が自分の心の健康と絡み合っていることを理解していました。彼女は食べることとの関係を深いレベルで見直す必要があったのです。

わたしはその関係の見直し方についてカユと話をはじめましたが、彼女は関心を示さず、わたしにこう言いました。ボディー・ポジティブ・ムーブメント（自分の体形をありのままに受け入れて自分を愛そうという運動）にはイライラさせられる、自分が望んでいるのは以前の生活に戻れるよう減量し、心の不調を治す手助けをしてもらうことだけだ、と。それに対してわたしは、新しい食事計画を立て、不安に対処できるよう手を貸すことはもちろん可能だが、何よりも重要なのは彼女自身が努力することだと説明しました。気分にまかせて食べている限り、不安と闘うための食事が効果を上げることはないのです。

わたしとカユとの会話にはインテュイティブ・イーティングと呼ばれる考え方が関係していました。ダイエットは短期的には体重や健康一般によい結果をもたらしますが、研究によると、食事制限は長期的には効果が限られています。じつのところ、ダイエットをすると5年後にはさらに体重が増えている可能性が高まるだけでなく、脳の食べものに対する関心や報酬を司る領域が活性化することを示す証拠があります。インテュイティブ・イーティングは、この非健康的で非効率的なダイエット文化に代わるものを求めていた栄養士のイヴリン・トリボルとエリス・レッシュが1995年に提唱しました。

インテュイティブ・イーティングは、食べものの種類や量を制限するのではなく、体からの信号に合わせて何をどれだけ食べるかを決める食べ方です。食べものがあるから、いい気分が味わえるからといった理由で習慣的、あるいは受け身的に食べて過食するのではなく、ブルーゾーンの80パーセントルールで見たように、もう満腹だという体の声に応えるのです。インテュイティブ・イーティングとそれを支える10の原則についてはさまざまな本に書かれているので、ここで詳しく述べるのは控えますが、このよく考えられた有用な食べ方について調べてみることをおすすめします。

インテュイティブ・イーティングは不安症の人にはとくに難しいかもしれません。カユのケースで見たように、不安は人を消耗させ、自分のためにしなければならないとわかっていることをできなくさせるからです。しかし、インテュイティブ・イーティングを実践してとくに大きな成果が得られるのも不安症の人かもしれません。

本書のさまざまなケースで見たように、不安は過食や拒食につながり、満腹感、空腹感を歪めます。新しい文化や友人グループに溶け込もうとしてカユが感じていたのと同じような社会的プレッシャーを抱えながら、よく考えられたマインドフルな食べ方をするのは難しいでしょう。しかし、それはまた、食に対する自分の考え方を見直し、どんな食事法を選ぶにせよ、不安な気もちを落ち着かせることのできる新しい関係を築く大きな可能性があるということでもあるのです。

わたしはカユにまず、ドクター・ウーマのカームダイエットという簡単なプランを示しました。これは、食事法は懲罰的なものではないことを理解してもらうためのものなのです。食事法は個々人の必要に基づいた自己改善のための枠組みなのです。人は恥ずかしいという思いや自己批判、劣等感から自制心を失い、食習慣を変えて、自分がやり遂げようとしていることを損ねてしまうことが研究で明らかになっています。

重視すべき点：

- **自己愛と自尊心：**自分が何を必要としているかを知り、それを大切にすることが自己愛と自己尊重への第1歩です。不安症を治そうと努力をするとき重要なのがこの点です。
- **自己調律：**身体知に注意を払うと、自分の体や脳とどのようにして調和を保てばよいかがわかります。身体知はさまざまな食べものが及ぼす影響を判断するのにも役立ちます。

・**自分自身の心に耳を傾ける**：不安にはさまざまな感情がともない、どのような感情がともなうかは人によって異なります。自分にとって不安の引き金となるものに耳を傾けることが、不安を克服するうえで重要です。

・**自立する**：自立すると力を得たと感じることができます。不安を軽減するために自己愛と自尊心、自己調律を働かせ、自分の心に耳を傾けると、不安をコントロールしていると感じることができます。

・**自己改善**：いま述べた4つの点にとり組み、不安が軽減していけば、自己改善しているのだと実感しましょう。

注意すべき点：

・**完璧主義**：完璧を目指さないでください。とくに食べ方や感じ方については、誰でも過ちを犯すことはあり、不機嫌な日だってあります。自分に寛大になりましょう。

・**自己批判**：自分や人に厳しい態度をとるのはやめましょう。それが不安の軽減や解消につながります。
・**他人に決めてもらう**：栄養精神医学のよい点の1つは、不安を軽減するためにはじめに何をするのかを自分で決められることです。信頼のおける専門家といっしょに治療を進めるのはいいですが、ソーシャルメディアなどの情報には従わないでください。
・**自己嫌悪**：マインドフルネスを実践し、自分に対する嫌悪の気もちを静めると、不安の引き金となるものがとり除かれるでしょう。
・**不安を大きくとらえる**：不安はあなたの一部です。けれども、それによってあなたがどんな人か決まったりはしません。本書の栄養やそのほかの原則に従えば、あなたにのしかかる不安という重荷を軽減することができるでしょう。

カユと食べることとの関係の見直しのためにこうしたステップを踏みながら、わたしは彼女にこう説明しました。わたしは体重の増加や不安を受け入れてほしいと言っているわけではなく、彼女がすでに知っていることに耳を傾けてほしいのだ、と。彼女はてんぷらや手羽フライを何度も食べるのが自分にとっていいことだとは思っていませんでした。もちろん、おいしいのですが、彼女にはおいしさより重視すべきことがありました。脳と体に最高のものを求めていたのです。

しかし、溶け込みたいという思いを最優先し、それを忘れてしまっていました。わたしは、自分を批判したり、心を落ち着かせるためにはいまの食べ方しかないと考えたりするのではなく、日本にいたころの食べ方に戻すよう促しました。

彼女はわたしの言うことを理解し、軌道修正のための方法を熱心に求めはじめました。わたしたちの計画は簡単なものでした。日本食のどの食材が6つの柱に合うかを調べ、それを食事にとり入れる方法を探したのです。また、腹八分のような原則について話をしました。それによって、彼女は食べていても、文化的により落ち着いた気もちになりました。

大人になるまでほとんど料理をしたことがなかったと彼女は言いましたが、それはわたしも同じでした——親戚には料理の名人がいましたが、子どものころ食べていたような料理の多くをつくることができるようになったのは、学生時代に1人暮らしをはじめてからです。カユは親戚に料理のレシピとコツを教えてもらい、さらに日本料理を教える近くの教室に通い出しました。自分のための料理をするようになるにつれ、寿司や温野菜、生野菜サラダのような健康によい料理を優先し、てんぷらやファストフードは避けるようになりました。

こうして——なんとしても避けたいと言っていた薬は一切使わずに——カユはまたしっかりとした手で髪を切ることができるようになりました。6か月で体重は9キロ減り、なりたい自分になることができました。

あなたに合う食事法がもっともいい食事法

臨床医として何年も仕事をしてきていつも思うのは、**食べ方は一人ひとり違う**ということです。わたしたちはみな、文化的背景が異なり、嗜好が違い、優先する食べものも同じではありません。**食べものに対する体や腸内細菌叢の反応もそれぞれ違います**。すべての人を1つの食べ方に当てはめようとするのは愚かなことでしょう。

実際、ダイエットがほとんどの人にとって効果がないのは、このためではないかとわたしは考えています。**食べ方とは生き方**です。この2つは結びついています。したがって、最高の人生を生きるには、自分にとって本当に価値のある食べものを食べることが極めて重要です。

どんな食べものを食べるかはさておき、何週間も前からメニューが決まっている厳格な食事スケジュールに従うのはごめんだという人がいます。一方で、そうした方式を好み、何を食べるかが事前にわかっているのがいいという人もいます。また、食べものの選択に関して、人より自制のきく人がいます。さらに、感覚で料理をして、これをひとつまみ、あれを少々と加えていく人がいるかと思えば、秤をとり出して、1人前の重さを1グラム単位まで量る人がいます。

この章では、心を落ち着かせるための6つの柱に従うものである限り、いろんな食べ方があってよいということを理解していただけたと思います。それらの原則をよい食事法の基本と結びつけ、インテュイティブ・イーティングを通して体の声を聞くことで、あなたはあなたの不安をコントロールする、あなたのための革命的な食事計画を立てることができるのです。

第13章 心が落ち着くキッチンをつくる

食べもので心を落ち着かせる方法についてここまで見てきましたが、わたしの大好きな場所、キッチンで話を締めくくりたいと思います。わたしにとってキッチンはいつも快適な場所、安らぎの場所でした。子どものころ、台所では数世代にわたる家族がいっしょに楽しむための健康的で食欲をそそる料理をつくっていました。栄養精神科医となったいま、わたしの最大の喜びの1つは、料理とあまり関係のない患者がわたしと同じくらいキッチンを好きになり、体に栄養を与えるだけでなく心を落ち着かせることのできる場所としてとらえるようになるのを見ることです。

ここでは、出来合いの食べものを温めるのではなく一から料理をするのかと思うとためらってしまう人に、どんな器具やテクニックが必要かをお教えしましょう。

キッチンに必ずそろえておきたい基本的な調理器具は？

正直なところ、わたしは食べものから一つひとつの調理器具に至るまで、キッチンにあるものすべてが好きです。キッチンはわたしの遊び場であり、キャンバスでもあり、わたしに喜びと落ち着きを与えてくれます。そこにいるとわたしは幸せです。

わたしが料理をはじめたのは成人してからでした。子ども時代を過ごした南アジアの数世代同居の家では、亡き最愛の祖母やおば、年上のいとこ、母がいつも食事の支度をしていました。もちろんわたしも台所で手伝いをし、豆のさやをむいたり、料理前の乾燥豆をのせたトレーから砂やごみをとり除いたりすることを覚えました。

けれども、料理の肝心な部分を任されることはなかったので、料理をはじめてから、自分に合ったやり方を試行錯誤を繰り返しながら見つけていきました。そして、いくらかわかったところで調理師学校に通って知識を深め、古典的な調理実習を経験してスキルを高めました。

キッチン用品の専門店をのぞいてみると、じつにさまざまな種類の調理器具がありますが、基本的に必要なのは簡単なものばかりです。必要な器具と、わたしの気に入っている、特定の用途に特化した器具をいくつかここに挙げます。

・フタつきの深鍋とフライパン、天板

容量が約4・0～5・5リットルの品質のよい深鍋と、直径25センチほどのフライパン、鉄製のスキレットはキッチンの強い味方になるでしょう。深鍋があれば豆類を煮たり、茹でたりでき、スープやカレーをつくるにも、好みの野菜を蒸すにも便利です。フライパンは卵料理や豆腐スクランブル、食物繊維が豊富な色とりどりの野菜炒めに使えます。天板はサケや野菜を焼くのにぴったりです。

・シェフナイフ

扱いやすい包丁を見つけてください。訓練を受けた料理人の大半は、どんな作業にも刃渡り20センチか25センチのシェフナイフ（わたしは20センチのほうが好きです）を使うよう教えられています。しかし、大きな包丁で小さな材料を切るには練習が必要で、家庭で料理をする人の多くはさまざまな種類のある、もっと小さなパーリングナイフを好みます。どれを選ぶにせよ、包丁はよく研《と》いだ状態に保ってください。切れ味の悪い包丁は滑りやすく、指を切ったりします。いつも研いだ状態を保てるなら、あまり高価ではない包丁でもなんの問題もありません。包丁の形や大きさに対して好みが出てきたら、そのときは、一生使える高品質の包丁を買うといいでしょう。

・野菜の皮むき器

皮むき器が手元にあることは重要です。堆肥《たいひ》をつくるなら、むいた皮は庭のために残しておきましょう。地域の堆肥センターにもっていくのもいいでしょう。わたしは一部の野菜や果物——たとえばニンジンやマンゴー——は皮をむきます。けれども、レシピを見て可能なら、皮つきのままにしてください。皮には食物繊維やポリフェノールが豊富に含まれているからです。

・ゼスター（柑橘類の皮を削るための器具）

柑橘類は料理においしそうな香りを添えてくれるすぐれた素材で、抗酸化物質が豊富です。レモン、ライム、オレンジの皮をサラダ、スープ、スムージー、あるいは紅茶に加えると、お金をかけずに風味を高めることができ、脳の健康にもつながります。柑橘類をスライスしておいて、水差しの水に加えるのもいいでしょう。レモンやライムの果汁をしぼり、皮を使わない場合は、冷凍しておけば、あとで皮を削って利用することができます。

・まな板

わたしは品質のよい木製のまな板が好きですが、リサイクル素材を使ったサステナブルなまな板もあります。料理をこれからはじめようという人が安価な包丁を使うのはかまいませんが、安価なプラスチック製のまな板はおすすめできません。少し高くなりますが、木製のまな板、あるいはＢＰＡ（ビスフェノールＡ）を使用しない合成素材のまな板がいちばんです。安価なプラスチック製のまな板は、有害な物質が食品に入り込む恐れがあります。調理師学校でしっかりと教え込まれることの１つが食品の安全です。肉や魚介類の調理に使ったまな板は必ず洗剤と熱湯を使って洗いましょう。また、別の食品を切るときは、二次汚染を避けるためにまな板の反対の面を使ってください。

・ベンチスクレーパー

アメリカ料理研究所に入学して間もないころ、わたしは見たことのない調理器具と出会い、いまではそれがなくてはならないものの1つになっています。ベンチスクレーパーは金属シートで、もち手がついています。これは伝統的にパン職人がパン生地をつくるときに使うものですが、みじん切りにした野菜などをまな板からすくい上げるのにも使え、鍋やサラダボウルに簡単に移すことができます。

・ステンレス製、またはガラス製のミザンプラス（素材の下処理）に使う小さめのボウルと、料理を出すための大きめのボウル1セット

ミザンプラスはフランス料理で使われる言葉で、「すべてがあるべきところにある」という意味です。これはわたしが調理師学校で学んだもっとも重要な考え方の1つです。材料を混ぜ合わせる前に、それぞれの材料を洗い、刻むなどし、別々の小さなボウルに入れておく。そうすれば、すべてが手元に整っているので、コンロに火をつけたら料理に集中することができます。

・サステナブルな食器用スポンジと質のよい台所用洗剤

わたしはサステナブルなスポンジを買い、毎晩それを洗剤と熱湯を使って洗い、自然乾燥します。これを定期的にリサイクルしています。

調理師学校で学んだ簡単なテクニック

――家庭でも知っておくといいこと

・さまざまなスパイスを気軽に試して、料理を風味豊かで、健康的なものにしましょう。健康的な食べものはおいしくないと考えられているのは残念なことです。基本的なスパイスを使うだけで料理の風味が増し、不安と闘うにも効果があります。

・野菜の風味と栄養を損なわないよう、茹でて冷水にとることを覚えてください。紫茎ブロッコリーなら、塩を加えた熱湯で3～4分間茹でたあと、氷水に入れます。そうすると一気に冷め、野菜は色と栄養を保つことができ、水っぽくもなりません。

・ショウガの皮はスプーンでむきましょう。ショウガはいびつな形でごつごつしているので、包丁や皮むき器は適していません。皮をむいたショウガは冷凍して、あとで使うことができます。きれいな皮はフレーバーティーに入れるといいでしょう。

・ダークチョコレートを切らなければならないときは、鋸歯状《きょしじょう》の包丁を使いましょう。このほうが細かく切りやすく、滑りにくいのです。

付章

メンタルを強くする最強レシピ

朝食

▼バジルシード・プディング

［ベジタリアン］［グルテンフリー］［乳製品不使用］

子どものころ、わたしはよくファルーダという砂糖たっぷりのミルクシェイクを飲んでいました。アイスクリームとローズヒップが入っていて、バジルシードが一面に浮いていました。本物のファルーダは甘すぎて脳の健康によいとは言えませんが、これにヒントを得て、この健康的なプディングとバジルシード抹茶ミルクティー（436ページ）を考案しました。どちらもバジルシードの抗不安作用を活かしたものです。バジルシードはチアシードやアマニのように食物繊維、タンパク質、微量栄養素が豊富で、腸の健康を増進します。液体に浸しておくと膨れてプディングのようになり、満足のいく素敵な朝食ができます。わたしはこれにヘーゼルナッツとブルーベリーをのせるのが好きです。

サービング数：1
準備時間：10分、1～6時間またはひと晩寝かせる

材料

バジルシード　大さじ2
ヘンプミルク（または好みのミルク）　3／4カップ
マヌカハニー　小さじ1／2
バニラエキス　小さじ1／2
カルダモンパウダー　小さじ1／4
ブルーベリー　1／4カップ

つくり方

ブルーベリー以外の材料を500ccの計量カップ、または中くらいの大きさのガラスのボウルに入れて混ぜる。

容量120ccのラメキン（オーブンで使用可能な円柱状の小さな容器）に流し入れ、

ラップをかけて冷蔵庫にひと晩おく。

翌朝、下のほうがもったりし上のほうが液体状なら、全体が均等になるようによく混ぜる。ブルーベリーをトッピングし、自然の甘さを加える。

シェフのアドバイス

・プディングはラップで密閉し冷蔵庫に入れておけば5日ほどもちます。その週の朝食の準備が前もってできるというわけです。

・朝食には容量120ccのラメキンがちょうどですが、60ccのラメキン2つに分けて入れ、軽食として食べるのもいいでしょう。

・ミルクを温めてブラックココアパウダー小さじ1を混ぜると、チョコレートの香りを添えることができます。バジルシードやそのほかの材料は、ミルクが冷めてから加えましょう。

▼ヒヨコ豆スクランブル

［ヴィーガン］［グルテンフリー］

卵を使わないこのスクランブルは、豆類、野菜、スパイスのパワーが詰まった、1日をはじめるのに最高の料理です。サラダか野菜をつけ合わせにすると、昼食や夕食としても十分満足できます。

サービング数：1
準備時間：10分
調理時間：10分

材料

ヒヨコ豆粉　1／4カップ
コーシャーソルト（自然塩）　小さじ1／4
黒コショウ　小さじ1／4
ターメリックパウダー　小さじ1／2
ガーリックパウダー　小さじ1／2
オニオンパウダー　小さじ1／2
カイエンヌペッパー　小さじ1／4

ガラムマサラ　ひとつまみ
栄養酵母　１／４カップ
アボカドオイルまたは澄ましバター　大さじ１
エシャロット　１個、スライスする
スライスしたマッシュルーム　１／４カップ
ホウレンソウの若い葉　１／４カップ
刻んだ新鮮なコリアンダー　大さじ１

つくり方

ヒヨコ豆粉と塩、スパイス、栄養酵母を中くらいのボウルで混ぜる。水１／３カップを加えて混ぜ合わせる。

直径25センチほどのフライパンに油を熱し、エシャロット、マッシュルーム、ホウレンソウをしんなりするまで５分ほど炒める。

ヒヨコ豆粉をほかの材料と混ぜたものを流し入れ、中火で火を通す。スクランブルエッグをつくるときの要領で、スパチュラを使って材料を大きく混ぜる。５分ほどででき上がり。刻んだコリアンダーを飾る。

▼脳にいいグラノーラ

［ベジタリアン］［グルテンフリー］

パッケージ入りのグラノーラは添加糖類と加工した原材料を多く含んでいます。しかし、健康的でおいしいグラノーラは家庭でとても簡単につくることができます。このグラノーラはナッツや種子、スパイスがいっぱいで、ヨーグルトといっしょに食べてもいいですし、このまま軽食にするのもいいでしょう。わたしは1度にたくさんつくります。密閉できるビンに入れておくと1か月ほどもちます。

サービング数：20
準備時間：10分
調理時間：1時間

材料

ココナッツオイル　大さじ2
生ハチミツまたはマヌカハニー　大さじ3

シナモンパウダー　大さじ2
ジンジャーパウダー　大さじ1
ナツメグパウダー　小さじ1
砕いたクルミ　1カップ
砕いたアーモンド　1カップ
ロールドオーツ　2・5カップ
アマニ　大さじ2
ヘンプシード　大さじ2
サンフラワーシード　1カップ
パンプキンシード　1カップ

つくり方

オーブンを150度に予熱する。天板にクッキングシートを敷く。

中くらいの鍋で油を弱火で熱し、ハチミツとスパイスを加える。

大きなボウルにナッツ、オーツ、種子を入れて混ぜる。油、ハチミツ、スパイスを加える。よく混ぜて、天板に広げる。きつね色になるまで1時間焼く。グラノーラが焦げないよう15分ごとにかきまぜる。冷めてから出す。

▼キヌア・シリアル

［ベジタリアン］［グルテンフリー］

この栄養たっぷりのほっとするような朝食は、昔ながらのオートミールに健康的な工夫を加えたものです。キヌア・シリアルは以前よりよく店で見かけるようになっていますが、加工した原材料を含んでいることが多いので、一から自分でつくると安心です。キヌアにはタンパク質、食物繊維、各種の微量栄養素が豊富に含まれています。わたしはこのキヌア・シリアルにブルーベリーと無糖のココナッツフレーク大さじ1、またはエキストラダークチョコレート（チャンク）30グラムをトッピングして食べるのが気に入っています。

サービング数：2
準備時間：15分

調理時間：10分

材料

キヌア　1／2カップ
ヘンプミルク（または好みのミルク）　1・5カップ
アップルソース　小さじ2
マヌカハニー（またはその他のハチミツ）　小さじ1
シナモンパウダー　小さじ1／4
おろしたナツメグ　ひとつまみ

つくり方

キヌアをざるに入れて洗う。キヌアとミルクを小さな片手鍋に入れて沸騰させる。火を弱火にし、ミルクがほとんど吸収されるまで10分ほど、ふたをしてコトコト煮る。火からおろし、アップルソース、ハチミツ、シナモンを入れて混ぜる。おろしたナツメグを振りかけて出す。

シェフのアドバイス

・クリーミーな味わいと不安に効くオメガ3脂肪酸を得るために、シードアンドナッツバターを大さじ1加えてもいいでしょう。

昼食・夕食

▼ヒヨコ豆豆腐

［ヴィーガン］［グルテンフリー］

ヒヨコ豆をベースとするこの豆腐は、おなじみの大豆でできた豆腐の代わりに使うことができます。味がよく、やはり食物繊維と栄養が豊富です。でき上がったら小さく切って、豆腐の必要などんなレシピにも使うことができます。

サービング数：5
準備時間：10分

調理時間：15分、固まるまで2時間待つ

材料

ヒヨコ豆粉　1カップ
コーシャーソルト（自然塩）　小さじ1／2
ターメリックパウダー　小さじ1／4
ガーリックパウダー　小さじ1
オニオンパウダー　小さじ1
パプリカ　小さじ1／2
黒コショウ　ひとつまみ

つくり方

20センチ四方のフタつきのガラス容器にクッキングシートを敷く。

中くらいの大きさの片手鍋で水1・5カップを沸騰させる。

中くらいの大きさのガラスのボウルにすべての材料と冷水1カップを入れ、なめらかになるまで混ぜる。

火を中火にし、混ぜ合わせた材料をそっと混ぜながらゆっくり熱湯に入れる。弱〜中火で4分ほど加熱したら、ガラス容器に入れる。スパチュラを使ってそっと広げ、表面を平らにする。鍋底にくっついている材料も、できる限りスパチュラでとる。ガラス容器にフタをして、冷蔵庫で冷やす。固まるまで2時間待つ。水を切り、適当な大きさに切って使う。

▼クリスピー豆腐ティッカマサラ

［ヴィーガン］［グルテンフリー］

豆腐のつくり方はさまざまですが、わたしはエアフライヤーでクリスピーに仕上げるのが好きです。このレシピでは南アジアのスパイスを使っていますが、スパイスを変えてほかの風味を楽しんでもいいでしょう。スパイシーな味が好きな人は、スパイスの量を増やしてください。４１２ページの心を落ち着かせるグリーンサラダに添えると、タンパク質がとれます。

サービング数：4
準備時間：50分
調理時間：20分

材料

アボカドオイル　大さじ2
レッドチリパウダー　小さじ1
ガラムマサラ　小さじ1／2
ターメリックパウダー　小さじ1
黒コショウ　小さじ1／4
コリアンダーパウダー　小さじ1／2
クミンパウダー　小さじ1／2
オニオンパウダー　小さじ1／2
ガーリックパウダー　小さじ1／2
コーシャーソルト（自然塩）　小さじ1
遺伝子組み換え大豆を使わないオーガニック豆腐230グラム、またはヒヨコ豆豆腐

（381ページ）230グラム

つくり方

アボカドオイル、スパイス、塩を大きなボウルで混ぜる。

中サイズのオーブン皿に豆腐を置き、クッキングシートをかぶせる。天板をクッキングシートの上に置き、重い缶詰を2つのせて水切りをする。30分たったらのせていたものをとり、出てきた水を捨てる。

豆腐を1・2～2・5センチの角切りにしてエアフライヤーの皿／バスケットに並べ、オイルとスパイスのミックスをかける。

190度のエアフライヤーで10～12分、表面によい焼き色がついてカリッとするまで（やわらかいほうがよければ約8分）焼く。190度のオーブンで15～20分、好みの食感に合わせて焼いてもよい。

▼健康的マカロニ&チーズ

［ベジタリアン］

マカロニ&チーズは多くの人にとってほっとする料理です。しかし、ほとんどの場合、健康によいものではありません。このレシピでは、チーズの大半を、健康効果の高いアブラナ科野菜であるカリフラワーのピューレに置き換えました。パスタを事前に茹でて十分冷ましておけば、GI値を下げることができます。このレシピは、栄養酵母を調整し、パルメザンチーズとチェダーチーズをヴィーガン向けの代替品に替えると、ヴィーガンレシピになります。

サービング数：6
準備時間：20分、パスタを1時間以上前に茹でておく
調理時間：15分

材料

マカロニ　1・5カップ

カリフラワーの花蕾《からい》（冷凍）　2カップ
アーモンドミルク（または好みのミルク）　1・5カップ
コーシャーソルト（自然塩）　小さじ1
黒コショウ　小さじ1／4
栄養酵母（ニュートリショナルイースト）　大さじ2
ニンニク　1片、刻む
刻んだ生のパセリ　小さじ1
刻んだ生のタイム　小さじ1
おろしたパルメザンチーズ　1／4カップ
オリーブオイル　大さじ1
おろしたチェダーチーズ　1／2カップ

つくり方

パスタ：

料理をはじめる少なくとも1時間前に、中くらいの大きさの深鍋に湯を沸かして塩を入れ、マカロニをパッケージに書いてある指示通りに茹でる。茹でると3カップくらいの量になる。水を切って冷蔵庫で冷やす。マカロニは密閉容器に入れて冷蔵庫で保存すると3日もつ。

マカロニ&チーズ：

オーブンを190度に予熱する。

カリフラワーを中くらいの大きさのガラスのボウルに入れ、電子レンジで2〜3分、やわらかくなるまで加熱する。

カリフラワーとミルクをフードプロセッサーまたはブレンダーに入れ、なめらかになるまで混ぜる（どろどろしすぎているようなら、ミルクを足してソースくらいの濃度にする）。

これを中くらいの大きさの片手鍋に入れ、弱火で沸騰させる。そっと混ぜながら、塩、コショウ、栄養酵母、ニンニク、ハーブを加えて、5分ことこと煮る。

冷めたマカロニを温かいソースに加え、パルメザンチーズとオリーブオイルをそっと入れ混ぜる。これを23センチ四方のオーブン皿に入れ、チェダーチーズを振りかける。

オーブンで10〜15分、表面に焼き色がついてぐつぐつしはじめるまで焼く。

シェフのアドバイス

・クラッシュアーモンドをトッピングすれば、カリカリした食感を楽しめます。
・タンパク質をさらにとるには、牛のサーロインのひき肉、または七面鳥のひき肉をタマネギといっしょに炒めて塩、コショウしたものをソースに加えるといいでしょう。
・乾燥したパセリやタイムを使うときは、使用量を半分にしましょう。乾燥ハーブは成分が濃縮されています。

▼韓国・インド風チキンのオーブン焼き

［グルテンフリー］

チキンのオーブン焼きは健康的で、手軽にタンパク質をとることができ、野菜をつけ合わせるとすばらしい食事になります。このレシピでは韓国のチリパウダーであるコチュカル（唐辛子粉）と、カシミールチリパウダーを使って、辛みと風味をつけています。これらのスパイスの品質のよいオーガニックのものはエスニック系のスーパーマーケットやネットで買うことができます。どちらかが入手できなければ、カイエンヌペッパーかパプリカで代用してください。

サービング数：2
準備時間：5分、少なくとも30分マリネする
調理時間：30分

材料

カシミールチリパウダー　小さじ1／2
コチュカル（唐辛子粉）　小さじ1／2
ターメリックパウダー　小さじ1
黒コショウ　小さじ1／4
コリアンダーパウダー　小さじ1／2
クミンパウダー　小さじ1／2
ガーリックパウダー　小さじ1／2
コーシャーソルト（自然塩）　小さじ1／2
アボカドオイル　大さじ1

鶏の胸肉（骨なし、皮なし） 2枚（1枚170グラムのもの）
刻んだ生のコリアンダー 大さじ1

つくり方

スパイス、塩、油を大きなボウルで混ぜ合わせる。そこに鶏肉を加えてマリネする。ラップをかけて少なくとも30分、できればひと晩、冷蔵庫におく。

調理の準備ができたら、オーブンの中段にオーブン棚をおき、205度に予熱する。天板にクッキングシートを敷く。鶏の胸肉を天板におき約30分、または肉の厚い部分の内部温度が74~77度になるまで焼く。コリアンダーを散らす。

▼韓国風エビ炒め

［グルテンフリー］

エビにはタンパク質、微量栄養素（とくにビタミンB_{12}）、そして脳の健康によいオメガ3脂肪酸が豊富に含まれています。新鮮な魚介類が簡単に手に入るのなら、生のエビを買うのがいちばんです。それが無理なら、冷凍エビでも問題ありません。

サービング数：1
準備時間：10分
調理時間：3分

材料

エビ　8尾（Mサイズ）、皮をむいて背わたをとる
コチュカル（唐辛子粉）　小さじ1
ターメリックパウダー　小さじ1／2
黒コショウ　小さじ1／4
ガーリックパウダー　小さじ1／4
コーシャーソルト（自然塩）　小さじ1／2
アボカドオイル　大さじ1

つくり方

エビにスパイスと塩をまぶす。鉄のフライパンに油を入れて中火で熱し、エビを入れる。中まで火が通ってピンク色になるまで、約3分炒める。

▼マサラ・ベイクド・サーモン

［グルテンフリー］

サケのような脂肪分の多い魚はオメガ3脂肪酸の最高の摂取源で、タンパク質や微量栄養素も豊富に含まれています。ベイクドサーモンは手軽につくれて、融通が利きます。このレシピでは、南アジアのマサラをペースト状にしたものとサケを組み合わせました。このマサラは鶏肉または豆腐のオーブン焼きにも使えます。

サービング数：2
準備時間：10分
調理時間：8〜12分（内部温度によって異なる）

材料

サケの切り身（骨なし）　2切れ（1切れ115～170グラム）
アボカドオイル　大さじ2
カシミールチリパウダー　小さじ1
ターメリックパウダー　小さじ1
黒コショウ　小さじ1／4
コリアンダーパウダー　小さじ1／2
クミンパウダー　小さじ1／2
オニオンパウダー　小さじ1／2
ガーリックパウダー　小さじ1／2
コーシャーソルト（自然塩）　小さじ1／2
刻んだ生のコリアンダー（好みで）　大さじ1

つくり方

オーブンを175度に予熱し、天板にクッキングシートを敷く。サケを皮のほうを下にして天板におく。

小さなガラスのボウルに油、スパイス、塩を入れて攪拌《かくはん》し、ペースト状にする。このマサラペーストをサケに塗り、オーブンで8～12分、またはサケに火が通って内部温度が63度になるまで焼く。好みでコリアンダーをちらす。

▼サンバル（ダール）

［ベジタリアン］［グルテンフリー］

わたしが好きな、食べるとほっとして脳によい食べものはいくつかありますが、インドのレンズ豆を使ったスープ、ダールはその1つです。サンバルは南インドで人気のダールの一種で、タマリンドの酸味が効いています。タマリンドは熱帯の果実で、ねっとりとした甘酸っぱい実が鞘のなかに入っています。タマリンドを濃縮したペーストは高級食品専門店やネットで入手できます。ラベルを見て、保存料が含まれていないことを確かめてください。アサフェティダパウダー（ヒングパウダー）はインド料理で消化促進のために使われ、インゲン豆やレンズ豆のような食べものによる鼓腸やガスの影響を抑えます。においが強烈ですが、加熱するとよい香りに変わります。

サービング数：8
準備時間：30分、豆をひと晩水に浸ける
調理時間：30分

材料

レンズ豆　2カップ
ギーまたはアボカドオイル　大さじ2
ブラックマスタードシード（好みで）　小さじ1
クミンシード　小さじ1
ニンニク　2片、皮をむいて縦半分に切る
赤トウガラシ（好みで）　1本
タマネギ　1個、みじん切り
トマト　1個、みじん切り
2・5センチ角に切ったナス　1カップ
2・5センチ角に切った赤パプリカ　1カップ
ターメリックパウダー　小さじ1

黒コショウ　小さじ1／4
タマリンドペースト　小さじ1
コーシャーソルト（自然塩）　大さじ1
アサフェティダパウダー（ヒングパウダー／好みで）　小さじ1
刻んだ生のコリアンダー　小さじ1

つくり方

豆を洗い、ガラスのボウルに入れて水に浸し、ラップをかけて冷蔵庫にひと晩おく。水は豆の1センチ強上までくるようにする。翌日、豆を洗って大きな片手鍋に入れ、水を4カップ加え、煮崩れるまで30分ほど煮る。ペースト状にしたいので、必要なら、ハンドブレンダーでなめらかにする。豆は圧力鍋で調理してもよい。

中くらいの大きさのステンレスの鍋にギー（またはアボカドオイル）を入れ、中火で温める。ブラックマスタードシードを使うのならここで加え、パチパチはじけ出したら、クミンシード、ニンニク、タマネギのみじん切り、好みで赤トウガラシを加える。タマネギが透き通るまで3～5分加熱する。トマト、ナス、赤パプリカ、ターメリックパウダー、黒コショウを加えて混ぜる。やわらかくなるまで5分炒める。

豆を入れて混ぜ、弱火にし、タマリンドペーストと水2カップを加えてそっと混ぜる。約20分加熱する。
塩と、好みでアサフェティダパウダーを振りかける。コリアンダーをあしらって、熱いうちに出す。

▼主役級ローストブロッコリー

［ヴィーガン］［グルテンフリー］

ブロッコリーにはＧＩ値の低い炭水化物や食物繊維、微量栄養素、バイオアクティブ（生理活性物質）がすべて詰まっています。このレシピは、野菜がつけ合わせだけではなくメイン料理にもなることを示すよい例です。

サービング数：4
準備時間：5分
調理時間：30分

材料

ブロッコリーの頭頂部（大きなもの）　1個
アボカドオイル　1／4カップ
コチュカル（唐辛子粉）　大さじ1
ターメリックパウダー　小さじ1／2
黒コショウ　小さじ1／4
コーシャーソルト（自然塩）　小さじ1
ニンニク　1片、みじん切り
刻んだ生のコリアンダー　大さじ1
レモン汁　大さじ2
削ったレモンの皮　大さじ1
ザクロシード　大さじ1

つくり方

オーブンを220度に予熱する。
ブロッコリーに太い茎がついていれば全体を切り落とし、中くらいの大きさのオーブン皿に頭頂部をしっかりとおく。

油とスパイス、塩、ニンニク、コリアンダーを小さなボウルに入れて混ぜ、ブロッコリー全体にかける。

ブロッコリーをオーブンで20～25分焼く。

しぼりたてのレモン果汁をかけ、レモンの皮とザクロシードをトッピングして出す。

シェフのアドバイス

・ブロッコリーの茎は捨てず、小さく切ってスープや炒めものに使いましょう。

▼キンシウリヌードルのクルミペーストあえ

［ヴィーガン］［グルテンフリー］

キンシウリは小麦粉でできたパスタの代替食にぴったりで、血糖値スパイクを起こさずに麺のよさを味わうことができます。このレシピでつくるペーストは伝統的なイタリアの香りがするものではなく、味噌やスパイス、そして健康的な脂肪を含むクルミでできた、地中海とアジアが融合したものです。米酢を使うとうまみが加わりますが、なければ入れなくても大丈夫です。

サービング数：4
準備時間：10分
調理時間：30分

材料
キンシウリ　1個（Lサイズ）
アボカドオイル　大さじ2
コーシャーソルト（自然塩）　小さじ2、分けて使う
生のクルミ　1カップ
栄養酵母　1／4カップ
コチュカル（唐辛子粉）　小さじ1
米酢　小さじ1／2
白味噌　大さじ1と1／2

ガーリックパウダー　小さじ1

つくり方

キンシウリ：

オーブンを205度に予熱する。天板にクッキングシートを敷く。

キンシウリを縦半分に切って、種をかき出す。それぞれに油を塗り、塩の半分をふり、切った面を下にして天板におく。

オーブンで20～25分、フォークがすっと通るくらいやわらかくなるまで焼く。ウリが冷めたら、フォークでウリの中身をかき出して大きなボウルに入れる。

ペースト：

残りの材料をポロポロになるまで2～3分フードプロセッサーにかける。

ペーストをキンシウリヌードルに加え、よくなじむまで混ぜる。

サラダ・つけ合わせ・スープ

▼ベイクド&クールド・ポテト

［ベジタリアン］［グルテンフリー］

ジャガイモは毎日食べるにはカロリーが多すぎるかもしれませんが、わたしはベイクド・ポテトをつけ合わせとして食べるのも、トッピングして十分な食事として食べるのも好きです。このレシピのようにジャガイモを加熱し、しっかり冷ますとGI値が下がり、代謝や腸にとってより望ましいものとなります。

サービング数：4
準備時間：3分
調理時間：焼くのに45～60分、冷ますのに12時間

材料

ラセットポテト（男爵イモ）　4個（Lサイズ）
アボカドオイル　1／4カップ
コーシャーソルト（自然塩）　大さじ1

つくり方

オーブンを230度に予熱する。天板にクッキングシートを敷く。

ジャガイモをきれいに洗い、清潔なタオルで水気をとる。それぞれのジャガイモにフォークで何か所か穴をあけ、油を塗って塩を振る。

ジャガイモを天板にのせ、フォークがすっと通るまで、あるいはペアリングナイフで簡単に皮が切れるくらいになるまで、45〜60分焼く。

ジャガイモを容器に入れてラップをかけ、冷蔵庫でひと晩おく。

食べる前にジャガイモを2〜3分電子レンジにかける、または175〜190度に設定したエアフライヤーで4分温める。

ジャガイモにバター、チャイブ、パルメザンチーズ、シイタケベーコン（423ページ）など、好みのものをトッピングする。希望に応じて、バターやチーズをヴィーガン代替品にかえてもよい。皮も食べると食物繊維や栄養をさらにとることができる。

▼カンネリーニと葉物野菜のクリーミースープ

［ヴィーガン］［グルテンフリー］

抗酸化作用のある豆と葉物野菜を組み合わせた、地中海風のおいしいスープです。

サービング数：6
準備時間：15分
調理時間：15分

材料

アボカドオイル　大さじ1
みじん切りにした黄タマネギ　1／2カップ
コーシャーソルト（自然塩）　小さじ1と1／2

白コショウ　小さじ1／2
ガーリックパウダー　小さじ1
生のタイム　小さじ1／2
オーガニックのカンネリーニ（白インゲン豆）　2缶、水を切って洗う
野菜スープストック（減塩）　2カップ
ヘンプミルク（または好みの植物性ミルク）　2カップ
ホウレンソウの若い葉　2カップ
レモン汁　1／2個分
刻んだ生のイタリアンパセリ　大さじ1
ローストパンプキンシード　大さじ1

つくり方

大きなステンレスの鍋に油を入れて中火で熱する。タマネギ、塩、スパイス、タイムを加えて約5分、タマネギがきつね色になってしんなりするまで炒める。豆を加えてさらに5分炒める。

スープストックとミルクを加えて沸騰させる。

火からおろし、スープをブレンダーに入れて液体状にする。スープが濃すぎたら、スープストックを足す。火からおろしたあと、鍋に入ったスープをハンドブレンダーで混ぜてもよい。

出す直前に、ホウレンソウの若葉とレモン汁を加える。

パセリとパンプキンシードをトッピングして出す。

▼カリフラワーのココナッツカレースープ

［ヴィーガン］［グルテンフリー］

これはカリフラワーの栄養学的効果と、ターメリック、黒コショウの脳への効果を活かす、栄養たっぷりのスープです。

サービング数：8
準備時間：10分
調理時間：35分

材料

カリフラワーの花蕾（冷凍）　2袋（1袋450グラム）
アボカドオイル　大さじ4
黄タマネギ　1個、さいの目切り
ニンニク　4片、刻む
コーシャーソルト（自然塩）　小さじ1／2
ターメリックパウダー　小さじ1／2
カイエンペッパー　小さじ1
ナツメグ　小さじ1／2
黒コショウ　ひとつまみ
コチュジャン　小さじ1
野菜スープストック（減塩）　4カップ
ココナッツミルク　1カップ
砕いたアーモンドまたはパンプキンシード（好みで）　少々
刻んだ生のコリアンダー　少々

つくり方

オーブンを220度に予熱する。

カリフラワーの花蕾を天板におき、油大さじ1を塗る。やわらかくなるまで20分焼く。

大きな深鍋に油大さじ3を入れて中火で温める。油がゆらゆらと動き出したら、タマネギとニンニクを加える。ときどきかき混ぜながら、タマネギが透き通るまで6～8分炒める。

塩、スパイス、コチュジャン、焼いたカリフラワーを鍋に加える。スープストックとココナッツミルクを入れ、沸騰したら火を落として約15分煮る。

スープを少し冷ましてから、ミキサーかハンドブレンダーで混ぜる。

刻んだコリアンダーと、好みでアーモンドかパンプキンシードをトッピングする。食物繊維と栄養をさらに増やすなら、サクサクに焼いたブロッコリーの花蕾をのせるとよい。

▼地中海・アジア風クリスピー・オクラフライ

［ヴィーガン］［グルテンフリー］

フライドポテトは誰もが好きですが、健康にとって好ましいものではなく、不安を悪化させることがあります。このオクラフライはもっと健康的に満足感をもたらしてくれます。オクラには食物繊維と微量栄養素が豊富に含まれているのです。

サービング数：4
準備時間：20分
調理時間：20分

材料

オクラ　450グラム
アボカドオイル　大さじ2
ヒヨコ豆粉　大さじ1
クズウコン粉　大さじ1

オニオンパウダー　小さじ1と1／2
ガーリックパウダー　小さじ1と1／2
クミン　小さじ1
コリアンダーパウダー　小さじ1
カシミールチリパウダー　小さじ1
ターメリックパウダー　小さじ1／2
黒コショウ　小さじ1／4
刻んだ生のコリアンダー（好みで）　大さじ2

つくり方

エアフライヤーを205度にセット、またはオーブンを220度に予熱する。クッキングシートを小さく切って、エアフライヤーのバスケットに敷く。

オクラを清潔な濡れぶきんで拭き、水気をとる。縦に2等分し、天板の上において油をたらし、ヒヨコ豆粉とクズウコン粉をまぶす。スパイスを小さなボウルで混ぜ合わせ、オクラに振りかける。

オクラをエアフライヤーのバスケットに入れて10分加熱する。バスケットをとり出し、オクラを注意深くひっくり返したら、カリッとするまでさらに5〜8分焼く。オクラを重ならないように並べ、何回かに分けて調理すると、カリッとした仕上がりになる。

オーブンを使う場合は、クッキングシートを敷いた天板にオクラを重ならないように並べて約10分、カリッとさせるなら十数分焼く。

好みでコリアンダーを飾る。動物性、または植物性のヨーグルトディップを添えてもよい。

▼心を落ち着かせるグリーンサラダ

［ヴィーガン］［グルテンフリー］

葉物野菜は不安と闘ううえでもっとも重要な食べものの1つです。1種類の野菜でできたシンプルなサイドサラダも悪くはありませんが、わたしは可能ならいつも、何種類かの野菜を使った満足のいく、たっぷりのサラダをつくっています。このサラダはつけ合わせとして出してもいいですし、タンパク質を加えれば立派な食事になります。

サービング数：2
準備時間：15分

材料

ルッコラの若い葉　1カップ
刻んだタンポポの若い葉　1カップ
刻んだロメインレタス　1カップ
刻んだチンゲンサイの若い葉　1カップ
セロリの茎　2本、1センチ強の角切り
パプリカ（赤、黄、またはオレンジ色）　4個、スライスする
イングリッシュキューカンバー（キュウリ）　1／2本、さいの目切り
ミニトマト　1／2カップ、半分に切る
エキストラバージンオリーブオイル　大さじ2
削ったレモンの皮　大さじ2
レモン汁　1／2個分
コーシャーソルト（自然塩）　小さじ1／2

黒コショウ　ひとつまみ

つくり方

すべての材料を大きなボウルに入れて混ぜ、できたてを出す。サラダをすぐに出さないときは、油、レモンの皮、レモン汁は、食べる直前に加える。サラダはガラスまたはステンレスの容器に入れてラップをかけ、冷蔵庫で保存すると、4日もつ。お気に入りの自家製フレンチドレッシングをかけてもよい。

立派な食事にするためのタンパク質の豊富なトッピングとして、わたしは次のようなものが気に入っている（量は1サービング当たり）。

トッピング

・アボカド　1／4個（Mサイズ）、スライスする
・縦割りにしたアーモンドまたは刻んだクルミ　大さじ2
・ブロッコリーの花蕾　1／2カップ
・スパイシーヒヨコ豆　1／2カップ
・エアフライヤーで調理したスパイシー角切り豆腐　1／2カップ

▼ドクター・ウーマのパリパリ万華鏡サラダ

［ヴィーガン］［グルテンフリー］

この色とりどりのサラダには、抗不安作用のある栄養素が豊富な豆類や野菜がたくさん入っています。タンパク質の供給源であるヘンプシード、チアシード、缶詰のアンチョビ、サーディン、カキなどを好みで加えてもいいでしょう。

サービング数：4
準備時間：20分

サラダ：材料

オーガニック白インゲン豆　1缶（425グラム）、水を切って洗う
オーガニック黒インゲン豆　1缶（425グラム）、水を切って洗う
オーガニックコーン（冷凍）　1袋（280グラム）、解凍して水を切る
ミニパプリカ（オレンジ色）　4個、角切り
ミニパプリカ（赤）　4個、角切り

ミニパプリカ（黄） 4個、角切り
セロリの茎 2本、角切り
ペルシアキューカンバー（キュウリ） 4本、角切り
セラーノ（青唐辛子） 1本（Sサイズ）、みじん切り（辛みを抑えるために種をとる）
赤タマネギ 1／4個（Mサイズ）、みじん切り
生のイタリアンパセリ 1／2カップ、みじん切り
生のコリアンダー 1／2カップ、みじん切り
生のミント 1／4カップ、みじん切り
削ったライムの皮 大さじ1

ドレッシング：材料
エキストラバージンオリーブオイル 1／2カップ
ハチミツ 小さじ2
ライム汁 1・5個分
コーシャーソルト（自然塩） 小さじ1
黒コショウ 小さじ1／2

つくり方

すべての材料を大きなボウルに入れて混ぜ、サラダをつくる。ドレッシングは、口広瓶にすべての材料を入れて振り、乳化させる。サラダをドレッシングであえる。

▼地中海・アジア風ナス料理

［ヴィーガン］［グルテンフリー］

ナスは地中海料理でもアジア料理でもよく使われ、地中海・アジア風つけ合わせをつくるのにぴったりの食材です。日本のナスはよく知られているイタリアのナスより細長く、色がそれほど濃くありません（このレシピでは日本のナスを使いますが、それが見つからなければイタリアのナス1個（Lサイズ）で代用し、2・5センチの厚さに縦に切ってください）。スパイシーな一品です！

サービング数：4
準備時間：30分

調理時間：20分

材料

日本のナス　4本
アボカドオイル　大さじ2
ゴマ油　小さじ2
コチュジャン　大さじ1
ココナッツアミノ　小さじ2
米酢　小さじ1
コチュカル（唐辛子粉）　小さじ1／2
カシミールチリパウダー　小さじ1／4
クミンパウダー　小さじ1／4
コリアンダーパウダー　小さじ1／4
エシャロット　2個、みじん切り
ゴマ　大さじ1
セラーノ（青唐辛子）　1本（Sサイズ）、みじん切り（辛みを抑えるために種をとる）

刻んだ生のコリアンダー　大さじ１

つくり方

オーブンを２０５度に予熱する。天板にクッキングシートを敷く。

ナスを縦半分に切る。内側に格子状に切り目を入れ、アボカドオイル大さじ１を塗る。

残りのアボカドオイル大さじ１を鋳鉄のフライパンに入れて中火にかける。ナスの内側を下にして３分焼く。トングを使ってナスを天板に移し、皮を下にして並べる。

ゴマ油とコチュジャン、ココナッツアミノ、酢、スパイスを合わせてソースをつくり、これをナスに塗る。ナスがきつね色になるまで15分焼く。エシャロット、ゴマ、セラーノ、コリアンダーを振りかけて出す。

▼チポリーニオニオンとサヤインゲンの味噌焼き

［ヴィーガン］［グルテンフリー］

タマネギは腸内の有益な細菌の餌となる食物繊維のすばらしい摂取源で、サヤインゲンは微量栄養素が豊富です。わたしはフレンチグリーンビーンズ、またはアリコベールと呼ばれるほかより長くて細いインゲン豆が好きですが、どんな種類でもかまいません。味噌に塩分が含まれているので、塩は省きました。

サービング数：4
準備時間：10分
調理時間：50分

材料

白味噌　1／2カップ
アボカドオイル　大さじ2
ニンニク　2片、刻む
黒コショウ　小さじ1／4
刻んだチポリーニオニオン（小タマネギ）　2カップ
サヤインゲン　2カップ、すじをとって5センチの長さに切る

つくり方

オーブンを220度に予熱する。天板にクッキングシートを敷く。味噌、油、ニンニク、コショウを大きなボウルで混ぜる。タマネギとサヤインゲンを加えて混ぜ合わせる。

野菜を重ならないように天板に並べ、タマネギがカラメル化し、サヤインゲンがやわらかくなるまで、約45分焼く。オーブンはそれぞれ異なり、焼き上がりが数分早かったり、遅かったりすることがあるので、ときどき焼き具合を確かめる。冷凍のサヤインゲンは早く火が通る。

▼紫茎ブロッコリーの炒めもの

［ヴィーガン］［グルテンフリー］

紫茎ブロッコリーは抗酸化作用のあるスーパーフードで、わたしのお気に入りです。紫茎ブロッコリーには、美しい紫色の色素成分であるアントシアニンのおかげで、緑のブロッコリーより多くの有用な微量栄養素とバイオアクティブ（生理活性物質）が含まれています。このブロッコリーが食料品店で見つからなければ、地域の農産物直売所に行ってみてください。自分で育てるのもいいかもしれません。

サービング数：4
準備時間：5分
調理時間：10分

材料

紫茎ブロッコリー　450グラム
アボカドオイル　大さじ2
ニンニク　2片、薄くスライスする
コーシャーソルト（自然塩）　小さじ1
白コショウ　小さじ1／2
乾燥パセリ　小さじ1／2
乾燥オレガノ　小さじ1
レモン汁　1／2個分

エキストラバージンオリーブオイル（好みで）

つくり方

紫茎ブロッコリーの花蕾を切り離し、茎をスライスする。

鋳鉄のフライパンにアボカドオイルを入れて強火にかける。ニンニク、塩、コショウ、ハーブを入れ、それからブロッコリーを加える。スパチュラを使って手早く3分ほど炒める。

レモン汁と、好みでエキストラバージンオリーブオイルをかけて出す。

▼シイタケベーコン

［ヴィーガン］［グルテンフリー］

この植物ベースのベーコンはベイクド・ポテトやサラダにトッピングしてもいいですし、単独で副菜とすることもできます。シイタケには精神安定に効く強力なバイオアクティブが含まれています。ココナッツアミノに塩が入っているので、塩は必要ありません。

サービング数：4
準備時間：10分
調理時間：15分

材料

アボカドオイル　小さじ1
シイタケ　2カップ、軸をとって傘を6～7ミリ幅にスライスする
ココナッツアミノ　大さじ1
黒コショウ　小さじ1／4
ターメリックパウダー　小さじ1／4
スモークパプリカパウダー　小さじ1

つくり方

オーブンを205度に予熱する。
鋳鉄のフライパンに油を入れ中火にかける。残りの材料を加えてシイタケに調味料を

絡め、3分ほど炒める。

フライパンをオーブンに移し、シイタケに焼き色がついてカリカリになるまで10分焼く。

▼キュウリのスパイシー・クランチー・サラダ

［ヴィーガン］［グルテンフリー］

このよく冷えたフレッシュサラダはほぼすべての料理に合います。わたしはペルシアキューカンバーを使うのが好きです。ペルシアキューカンバーは一般的なイングリッシュキューカンバーより短くて細いです。

サービング数：4
準備時間：15分

材料

ペルシアキューカンバー（キュウリ）　6本
ゴマ油　小さじ1
アボカドオイル　小さじ1
米酢　大さじ2
たまり醤油　大さじ1
ココナッツアミノ　大さじ1
ハチミツ　小さじ1／2
コーシャーソルト（自然塩）　小さじ1／4
ニンニク　3片、みじん切り
コチュカル（唐辛子粉）　小さじ1
ゴマ　小さじ1

つくり方

キュウリを、皮を残したまま輪切りにし、フタつきの小さなガラスの容器に入れる。
残りの材料を小さなボウルに入れて混ぜ合わせ、キュウリにかけてあえる。

フタをして冷蔵庫に入れ、よく冷やして出す。

デザート

▼カーム・チョコレート・ムース

［ヴィーガン］［グルテンフリー］

市販のムースには体に悪い材料が加えられていたりしますが、この植物ベースのチョコレートムースなら、そうしたものをとらずにチョコレート味のおやつを楽しむことができます。健康によい脂肪分を含むアボカドも使います。このまま出してもいいですし、ヒマラヤピンクソルト、または赤トウガラシのフレークひとつまみ、無塩のピスタチオを少々、あるいは血糖値を低下させるシナモンをひと振り加えてもいいでしょう。

サービング数：1
準備時間：15分

材料

熟したバナナ　1本
熟したアボカド　1／4個（Lサイズ）
オーガニックのカカオパウダー　大さじ3
マヌカハニー　小さじ1／2

つくり方

すべての材料をフードプロセッサーに入れ、なめらかになるまで混ぜる。ラップをかけて、出す直前まで冷蔵庫で冷やす。好みで、ブルーベリーまたはイチゴと、カカオニブをトッピングし、抗酸化作用を高めてもよい。

▼チョコレート・ヘーゼルナッツ・スプレッド

［ヴィーガン］［グルテンフリー］

わたしはヌテラ（ヘーゼルナッツスプレッドの商品名）が大好きですが、これには添加糖類や健康に悪い脂肪分が含まれています。けれどもこのレシピなら、風味が同じで、りんごのスライスやセロリスティック、ニンジンスティックにつけても、スムージーに加えても、はるかに健康的なヘーゼルナッツスプレッドができます。濃厚でとても贅沢なスプレッドなので、ほんのわずかな量で満足感を味わえます。

サービング数：12
準備時間：15分
調理時間：30分

材料

ヘーゼルナッツ（皮なし）　2・5カップ
エキストラダークチョコレート　2／3カップ
ココナッツオイル　大さじ2
ハチミツ　大さじ1
カカオパウダー　大さじ1
バニラエキス　大さじ1

つくり方

オーブンを175度に予熱する。天板にクッキングシートを敷く。ヘーゼルナッツを天板に広げ、少し焼き色がつくまで10分ほど焼く。ヘーゼルナッツをオーブンから出して、30分ほど冷ます。

チョコレートを湯煎で溶かし、ヘーゼルナッツが冷めるまで温かく保つ。

冷めたヘーゼルナッツを砂のようになるまでフードプロセッサーにかける。溶けたチョコレート、ココナッツオイル、ハチミツ、カカオパウダー、バニラエキスを加えて、なめらかになるまで混ぜる——かたまりのないなめらかなスプレッドになかなかならない場合は、ヘンプミルクを少し加えてもいい。

スプレッドを清潔なガラス瓶に入れて、しっかりとフタをする。冷蔵庫で3か月もつ。

シェフのアドバイス

・チョコレートを湯煎で溶かすには、ステンレスの片手鍋に水を1／3入れる。そして、チョコレートを耐熱ガラスのボウルに入れて、鍋の上におく。ボウルの底が鍋の水につかないようにする。水を中火で温める。チョコレートが溶けはじめたら、鍋つかみを使ってボウルを鍋から外し、チョコレートがすべて溶けるまでそっと混ぜる。

▼ダークチョコレート・チリ・トリュフ

［ヴィーガン］［グルテンフリー］

チョコレートキャンディを食べたいけれど、添加糖類で不安症を悪化させたくない。そんな人に、バナナで自然な甘味を加えたこのトリュフはぴったりです。コーヒーとチリで風味をつけますが、代わりに砕いたナッツや無糖のココナッツ、あるいはあなたの好きな風味をつけてもいいでしょう。

サービング数：8
準備時間：20分
調理時間：30分、固まるまでひと晩おく

材料
エキストラダークチョコレート　200グラム、削る
エスプレッソ粉（デカフェ）　小さじ1／2
熟したバナナ　2本

チポトレチリパウダー　小さじ1
シーソルト　小さじ1／2

つくり方

20センチ四方のガラスの皿にラップを敷き、クッキングシートで覆う。皿を冷蔵庫で30分冷やす。

チョコレートを湯煎で溶かし、エスプレッソ粉を入れ混ぜる。

バナナをフードプロセッサーにかけてなめらかにする。バナナと溶けたチョコレートを合わせて、静かに混ぜる。

混ぜ合わせたものをガラス皿に入れ、スパチュラを使って表面を平らにする。チポトレチリパウダーとシーソルトを振りかける。

皿を冷凍庫に入れ、ひと晩おいて固める。

トリュフをガラスの皿から清潔なまな板に移し、2・5センチ角に切って出す。

密閉容器に入れて冷凍庫で保存すると1か月もつ。

▼ドクター・ウーマのチェリーCALMスムージー

［ヴィーガン］［グルテンフリー］

GI値の低い炭水化物、健康によい脂肪分、食物繊維、タンパク質をバランスよくとることのできるこのスムージーは忙しい朝にぴったり。これを飲めば昼まで集中力が途切れません。次の材料をすべてブレンダーでなめらかになるまで混ぜれば完成です。チアシードやアマニ、ヘンプシードを大さじ1加えてもいいでしょう。

材料

チェリー（生または冷凍）　1カップ、種をとり除く
お好みのプロテインパウダー　1杯分
無糖のカカオパウダー　小さじ2
シナモンパウダー　小さじ1／2
生のナッツバター　大さじ1
ホウレンソウ　1.5カップ
ヘンプミルク、または好みのミルク　1カップ

飲みもの

▼自家製ヘンプミルク

［ヴィーガン］［グルテンフリー］

ヘンプミルクはわたしのお気に入りのミルクです。飲みものとしてもいいですし、ミルクの必要などんなレシピにも使うことができます。クリーミーで濃厚なミルクが好きな人は、水を減らしてください。デーツと風味づけの材料を加えると、少し甘いフレーバーミルクが簡単につくれます。

サービング数：6
準備時間：5分

材料

殻をむいたヘンプシード（ヘンプハーツ）　1／2カップ
コーシャーソルト（自然塩）　ひとつまみ

つくり方

ヘンプシード、塩、水4カップをブレンダーに入れ、クリーミーになるまで1分ほど混ぜる。これを清潔なチーズクロスかナッツミルクバッグ（メッシュの袋）を使って濾《こ》し、つぶつぶ感を減らす。ミルクをガラス瓶に入れて密閉すれば冷蔵庫で5日もつ。

バニラヘンプミルク

バニラエキス小さじ1／2と、湯でやわらかくした種のないデーツ1個をブレンダーで混ぜるときに加える。

チョコレートヘンプミルク

アルカリ処理をしていないカカオパウダー大さじ2と、湯でやわらかくした種のないデーツ1個をブレンダーで混ぜるときに加える。

イチゴヘンプミルク

生または冷凍のイチゴ1／2カップと、湯でやわらかくした種のないデーツ1個をブレンダーで混ぜるときに加える。

▼バジルシード抹茶ミルクティー

［ヴィーガン］［グルテンフリー］

伝統的なタピオカミルクティーは、甘味を加えたフルーツパウダーや砂糖、でんぷん質のタピオカパールなど、体によくないものが含まれています。わたしが子どものころ好きだったファルーダにヒントを得てつくったこの飲みものは、脳にいいバジルシードを水に浸けたものをタピオカパールの代わりに使っています。

サービング数：1
準備時間：40分

材料

抹茶　小さじ1
カルダモンパウダー　小さじ1／2
バジルシード　小さじ1／2
アーモンドミルクまたはヘンプミルク　1カップ
ハチミツ　小さじ1
バニラエキス　小さじ1／2
氷　1／2カップ

つくり方

抹茶とカルダモンパウダーを熱湯1／4カップと混ぜ、冷ます。

バジルシードを水1カップに入れる。30分浸けてふくらんだら、水を切って洗う。

背の高いグラスに冷めた抹茶ティーとミルク、ハチミツ、バニラエキスを入れて混ぜる。

バジルシードと氷を加え、ストローをつけて出す。

▼パッションフラワーティー

［ヴィーガン］［グルテンフリー］

パッションフラワーは植物性の生薬で、不安をやわらげます。このハーブティーをつくるための簡単なレシピは、ほかのさまざまな種類のお茶にも使えます。

サービング数：1
準備時間：10分

材料

乾燥したパッションフラワー　大さじ1
ハチミツ（好みで）　小さじ1／2

つくり方

中くらいの大きさのティーカップにパッションフラワーを入れる。熱湯1カップを注ぎ、10分待つ。茶濾しでパッションフラワーを濾し、お好みでハチミツを加える。

心を落ち着けるためのアイテムづくり

▼ラベンダーの香りの粘土

この最後のレシピは食べもののレシピではありません。ここではわたしの気に入っている、握ることで不安をやわらげるアイテムのつくり方を紹介したいと思います。わたしはこの手づくり粘土でできたボールをもち歩き、不安やストレスを感じたときに握っています。ラベンダーの代わりに、ジャスミン、レモンバーム、オーガニックのスイートバジル、カモミールなど、心を落ち着かせる別の種類の精油を使ってもいいでしょう。このボールをつくる作業もリラックスした気分にしてくれます――粘土をこねていると心が落ち着き、楽しい気分になります。

準備時間：5分
作業時間：10分

材料

中力粉　2カップ
コーシャーソルト（自然塩）　3／4カップ
クリームタータ（酒石酸水素カリウム）　小さじ4
ココナッツオイル　大さじ1と1／2
ラベンダーの精油　大さじ1／2
紫または好みの色の食品着色料

つくり方

中力粉、塩、クリームタータを中くらいの大きさの焦げつかない片手鍋に入れて混ぜる。ぬるま湯2カップと残りの材料を加え、中火にかける。粘土が固まってボール状になるまで約2分混ぜる。

ボールが硬くなったら火から外して清潔なボウルに移し、2分冷ます。粘土をなめらかになるまで約5分調理台でこねる。

BPA（ビスフェーノールA）を含まないビニール袋に入れて保存。2か月もつ。

謝辞

わたしの最初の本である『脳の不調を治す食べ方』（KADOKAWA、2021年）を書いたとき、その本があれほど大きな反響を呼ぶとは考えてもいませんでした。精神衛生にかかわる仕事をしていますが、クリニックでできることは限られており、この仕事が世界に広く知られるようになったのは本当にありがたいことでした。

わたしの2冊目のこの本は不安を抱える人々へ向けて書きました。不安症はどんな層にも見られる疾患です。自身の不安について語ってくださった患者、友人、家族、同僚の一人ひとりにお礼を申し上げます。みなさまのおかげで、どのような本を書くのかが決まりました――希望はある、栄養と食べものが不安を乗り越えるための鍵となるのです。

わたしのがんの治療と手術を担当してくださったエリック・ワイナー医師、タリ・キング医師、エイドリエン・グロッパー・ワクス医師、ナース・プラクティショナーのジェニファー・マッケナほか、ダナ・ファーバーがん研究所（ボストン）のみなさま。本書にも書いたように、わたしはこの方々のおかげでサバイバーになることができました。

エージェントのセレステ、サラ、ミア、エミリーをはじめとするPFLMの方々。みなさまのお力で本書は生まれました。

編集者のトレイシー。栄養精神医学分野のニッチなメッセージを伝えたい無名の医師であったわたしを選んでいただいたことを幸せに思っています。わたしの最初の本を信じ、引き続き本を執筆するよう励ましていただきありがとうございました。

アシェット・ブック・グループ、リトル・ブラウン・スパークのジェス、ジュール、カリナ、国際ライツ部のすばらしい方々にお礼申し上げます。そして、ウィリアムに厚くお礼申し上げます――あなたとまたお仕事ができたのは本当に幸せなことです。

ハーバード大学にて、科学、医学、精神医学、栄養の分野でわたしを導いてくださった方々。あらゆる段階でわたしの力になり、励ましてくださいました。本当にそんなことがあるのかとよく言われますが、キャリアを通じてメンターに支えられてきたわたしは本当に幸せ者です。

マサチューセッツ総合病院精神医学アカデミーのデイヴィッド・ルービン医師、ジエーン・ピメンタル、ショーナ・フッチをはじめとするチームのみなさま。その変わらぬご支援のおかげで、ハーバード大学に世界初の栄養・代謝精神医学コースの開設を提案することができました。

わたしはイギリスの皇太子殿下（当時）にお会いする栄を賜りました。殿下は、健康によい食べものがどのようなものかを人々に明確に伝える必要があるとおっしゃり、それがイギリスでのフード・フォー・ムード運動につながりました。

イギリスのチャリティ団体カレッジ・オブ・メディスンのディクソン医師、アマンダ・キングをはじめとするみなさま。フード・フォー・ムード運動の推進にご尽力いただき感謝申し上げます。

わたしのチームのオリビア、アンドリア、ロッシーニ、コナー、ヴィナ、タヌシヤ、サユジュとそのチーム、アンジェラ・ジル、アレクシス。彼らは本当にすばらしい人々で、わたしと同じようにこの仕事を愛し、世界に伝えるために懸命に働いています。

最後になりましたが、親友のスリーニ、ラジヴ、デニス。みんながいなければこの本は書けなかったでしょう。

家族にも心からありがとうを言いたいと思います。亡き父。いまもまだ、何をやっても見事にこなす母。兄弟のヴァヒニ、ヘッシュ、ヴィシー。本書の出版前に突然亡くなった最愛のおばのニミ。料理本を買ってもらい、多くのことを教わりました。あなたがいなくてとても寂しいです。そして、カミル、ローラ、ナミサ、ナグ、サシェン、サユリ。さらに、オイシン、オーリン、ナイラ。彼らは、食べものは愛だということを思い出させてくれます。たとえそれが健康的な食べものであったとしても！

著者

ウーマ・ナイド

精神科専門医（ハーバード大学医学大学院）、プロのシェフ（ケンブリッジ・スクール・オブ・カリナリー・アーツ）、そして栄養の専門家（コーネル大学）である。現在はマサチューセッツ総合病院の栄養およびライフスタイル精神科の責任者として、精神疾患、身体疾患を抱える人への栄養に関するアドバイスを行い、マサチューセッツ総合病院精神医学アカデミーで栄養精神医学の責任者を務める。ハーバード大学やニューヨーク市ユダヤ・コミュニティー・センター、アイヴィー・ボストン、goop（グウィネス・パルトローが立ち上げたライフスタイルブランド）での講演を多数行い、『ハーバード・ヘルス』や『サイコロジー・トゥデイ』にも投稿している。キッチンで料理をしながら栄養精神医学について教えるマサチューセッツ総合病院精神医学アカデミーのためのユニークなビデオ・クッキング・シリーズも人気を得た。現在、アメリカ精神医学会から依頼された栄養精神医学分野の初のテキストを執筆中。前作『脳の不調を治す食べ方』（KADOKAWA）は全米で20万部以上のベストセラーとなった。

訳者

髙瀬みどり（たかせ・みどり）

アメリカ·テキサス州生まれ。東京大学文学部卒業。イギリスアンティーク、着物、ボードゲームをこよなく愛する。訳書に『幸せになるには親を捨てるしかなかった 「毒になる家族」から距離を置き、罪悪感を振り払う方法』（ダイヤモンド社）、『ダークパターン 人を欺くデザインの手口と対策』（ビー・エヌ・エヌ）など。

小巻靖子（こまき・やすこ）

大阪外国語大学（現大阪大学外国語学部）英語学科卒業。都市銀行で経済・金融関連の翻訳に従事。退職後、出版翻訳に携わる。訳書に『運動しても痩せないのはなぜか』（草思社）、『移民の世界史』（東京書籍）、『サブスクリプション・マーケティング』（英治出版）など。

最《さい》新《しん》科《か》学《がく》が証明《しょうめい》！　人《にん》気《き》精《せい》神《しん》科《か》医《い》が教《おし》える
メンタルを強《つよ》くする最強《さいきょう》の食《しょく》事《じ》術《じゅつ》

2025年1月5日　初版第1刷発行

著　者　ウーマ・ナイド
訳　者　髙瀬《たかせ》みどり
小巻靖子《こまきやすこ》
発行者　出井貴完
発行所　SBクリエイティブ株式会社
〒105-0001 東京都港区虎ノ門2-2-1
装　丁　小口翔平＋後藤 司（tobufune）
本文デザイン・図版　荒井雅美（トモエキコウ）
D T P　株式会社RUHIA
翻訳協力　株式会社トランネット
編集担当　杉本かの子（SBクリエイティブ）
印刷・製本　三松堂株式会社

本書をお読みになったご意見・ご感想を
下記URL、またはQRコードよりお寄せください。
https://isbn2.sbcr.jp/29199/

落丁本、乱丁本は小社営業部にてお取り替えいたします。定価はカバーに記載されております。本書の内容に関するご質問等は、小社学芸書籍編集部まで必ず書面にてご連絡いただきますようお願いいたします。

ISBN 978-4-8156-2919-9